Kamel Bengayed

Noções básicas de anestesia materno-fetal e cuidados intensivos

Kamel Bengayed

Noções básicas de anestesia materno-fetal e cuidados intensivos

para parteiras

ScienciaScripts

Imprint

Cover image: www.ingimage.com

This book is a translation from the original published under ISBN 978-620-6-71067-7.

Publisher:
Sciencia Scripts
is a trademark of
Dodo Books Indian Ocean Ltd. and OmniScriptum S.R.L publishing group

120 High Road, East Finchley, London, N2 9ED, United Kingdom
Str. Armeneasca 28/1, office 1, Chisinau MD-2012, Republic of Moldova, Europe
Printed at: see last page
ISBN: 978-620-8-08542-1

Índice

Tratamento da hemorragia pós-parto

Objectivos teóricos :

1. Detetar factores de risco para a hemorragia pós-parto (HPP).

2. Diagnosticar as diferentes causas de hemorragia pós-parto.

3. Descrever o algoritmo para o tratamento inicial da HPP.

1. Definição de hemorragia pós-parto (HPP) :

A HPP é uma complicação obstétrica grave definida como uma perda excessiva de sangue após o parto. O limiar de definição varia consoante o modo de parto:

- Trato inferior: perda de sangue superior a 500 ml
- Cesariana: Perda de sangue superior a 1000 ml

É importante notar que a quantificação da perda de sangue pode ser difícil e é frequentemente subestimada. Assim, uma avaliação clínica rigorosa e uma monitorização cuidadosa dos sinais vitais são cruciais para identificar a HPP.

A HPP é uma emergência obstétrica potencialmente fatal. Pode levar a choque hipovolémico, insuficiência renal ou mesmo falência de múltiplos órgãos e, em casos extremos, a morte materna. Um tratamento rápido e eficaz é, por conseguinte, essencial para minimizar os riscos e preservar a saúde materna.

2. Etiologias da HPP :

Existem muitas causas de HPP, que podem ser classificadas de acordo com o modelo "4T":

Tonus: A atonia uterina é a causa mais comum de HPP. Caracteriza-se pela incapacidade do útero para se contrair eficazmente após o parto, o que prejudica a hemostase no local da placenta. Vários factores podem levar à atonia uterina, incluindo um útero demasiado distendido (gravidez múltipla, hidrâmnios), trabalho de parto prolongado, uso excessivo de oxitocina, anestesia geral e infecções.

Tecido: A retenção de fragmentos ou membranas da placenta no útero pode impedir a dinâmica uterina correta e, consequentemente, causar hemorragia persistente. O exame cuidadoso da placenta após o parto é crucial para identificar quaisquer anomalias.

Traumatismo: As lesões do aparelho reprodutor, tais como lacerações do colo do útero, da vagina, do útero ou dos vasos sanguíneos pélvicos, podem provocar hemorragias graves. Estas lesões podem ocorrer durante um parto difícil, uma extração instrumental (fórceps, ventosa) ou uma cesariana.

Trombina: As perturbações da coagulação, quer sejam pré-existentes (doença de von Willebrand, hemofilia) ou adquiridas (coagulação intravascular disseminada, síndroma HELLP), podem interferir com a formação de coágulos sanguíneos e conduzir a hemorragias excessivas.

3. Factores de risco :

Vários factores podem aumentar o risco de desenvolver HPP:

Antecedentes de HPP: Os antecedentes de HPP são um importante fator de risco de hemorragia em partos subsequentes.

Útero hipertensivo: Um útero demasiado distendido, por exemplo em caso de gravidez múltipla, hidrâmnios ou macrossomia fetal, tem mais probabilidades de ficar atónico após o parto.

Trabalho de parto prolongado ou parto instrumental: O trabalho de parto prolongado pode esgotar o músculo uterino e aumentar o risco de atonia. Os partos instrumentais (fórceps, vácuo) aumentam o risco de lesões no trato genital.

Anomalias placentárias: A placenta prévia (placenta implantada numa posição baixa no útero) e o descolamento da placenta (separação prematura da placenta) estão associados a um risco acrescido de HPP.

Perturbações **da** coagulação: As perturbações da coagulação, conhecidas ou não diagnosticadas, podem complicar a hemostase e aumentar o risco de hemorragia.

Obesidade: A obesidade está associada a um risco acrescido de complicações obstétricas, incluindo a HPP.

Primiparidade: As mulheres que dão à luz pela primeira vez têm um risco ligeiramente superior de HPP.

4. Diagnóstico precoce da HPP :

A vigilância e a avaliação clínica rigorosa são essenciais para que a HPP seja rapidamente identificada e o tratamento adequado seja posto em prática.

Eis os principais elementos da vigilância:

Avaliação da perda de sangue: A quantificação da perda de sangue é essencial para avaliar a gravidade da hemorragia. A pesagem das compressas e a medição do volume de sangue nos drenos fornecem uma estimativa mais exacta do que a simples observação.

Monitorização dos **sinais vitais:** A monitorização atenta dos sinais vitais (pulso, pressão arterial) pode detetar os primeiros sinais de choque hipovolémico, especialmente a taquicardia, que é o sinal mais precoce.

Palpação do útero: A palpação do abdómen é utilizada para avaliar o tónus uterino. Um útero mole e frouxo sugere atonia.

Exame da placenta: Um exame cuidadoso da placenta após o parto assegura a sua integridade e detecta eventuais anomalias ou fragmentos retidos.

5. Tratamento da HPP :

O tratamento da HPP segue um algoritmo preciso que visa controlar a hemorragia, restaurar o volume sanguíneo e identificar e tratar a causa subjacente. A rapidez e a coordenação da equipa médica são cruciais.

Pedido de ajuda: Em caso de suspeita ou de confirmação de HPP, é essencial pedir ajuda imediatamente. Isto implica a mobilização da equipa médica (obstetra, anestesista, parteira, enfermeira, pessoal de laboratório) e a preparação do material necessário (uterotónicos, fluidos de enchimento vascular, produtos sanguíneos).

Massagem uterina e administração de uterotónicos: A massagem uterina externa visa estimular as contracções uterinas e promover a hemostase. Os uterotónicos, como a oxitocina, são administrados para reforçar as contracções uterinas.

Enchimento vascular: O objetivo do enchimento vascular é restaurar o volume de sangue circulante e prevenir o choque hipovolémico. Podem ser utilizados cristalóides (Ringer com lactato, solução salina isotónica) e macromoléculas (albumina, etc.).

Encontrar a causa e tratar a etiologia: Quando a hemorragia estiver sob controlo, é importante identificar a causa subjacente e tratá-la. Consoante a causa, isto pode envolver

Sutura de lesões: No caso de lacerações do trato genital, é necessária uma sutura cirúrgica para estancar a hemorragia.

Evacuação de um hematoma: Se se tiver formado um hematoma, este pode ter de ser evacuado.

Exploração uterina: Se houver suspeita de retenção de fragmentos de placenta ou de membranas, a exploração manual do útero pode ser efectuada sob anestesia.

Embolização **arterial:** Em alguns casos, pode ser utilizada uma técnica radiológica chamada embolização arterial para bloquear os vasos sanguíneos que estão a manter a hemorragia.

Histerectomia: Em casos de HPP incontrolável, pode ser necessária uma histerectomia como último recurso para salvar a vida da mãe.

Transfusão de sangue: Se a perda de sangue for significativa, pode ser necessária a administração de produtos sanguíneos ou outros derivados do sangue para restabelecer a hemostase e a capacidade de transporte de oxigénio do sangue.

Monitorização atenta: A monitorização atenta dos parâmetros vitais (pulso, pressão arterial, saturação de oxigénio), da hemorragia e da diurese é essencial para avaliar a resposta ao tratamento e detetar eventuais complicações.

6. Estudo aprofundado dos conceitos-chave :

Para completar a sua compreensão da gestão da HPP, é importante analisar mais detalhadamente alguns conceitos-chave:

a. Avaliação do volume sanguíneo e do choque :

Sinais e sintomas de choque hipovolémico: A monitorização dos sinais vitais é crucial para a deteção precoce do choque hipovolémico. Os sinais incluem taquicardia, hipotensão, diminuição da saturação de oxigénio, palidez cutânea, oligúria (diminuição do volume de urina), agitação e confusão.

Monitorização hemodinâmica avançada: Em casos graves, pode ser necessária uma monitorização hemodinâmica invasiva para avaliar com precisão o estado do volume sanguíneo e orientar a ressuscitação com fluidos.

Índices de choque: Índices como o Índice de Choque (SI = frequência cardíaca / pressão arterial sistólica) e o Índice de Choque Modificado (MSI = frequência cardíaca / pressão arterial média) podem ajudar a avaliar a gravidade do choque e orientar as decisões de tratamento.

b. Gestão da coagulação :

Avaliação do estado da coagulação: Para avaliar a função da coagulação, são utilizadas análises laboratoriais como o tempo de protrombina (TP), o tempo de tromboplastina parcial activada (TTPA) e a contagem de plaquetas.

Produtos sanguíneos: Em caso de perturbações da coagulação ou de hemorragia maciça, pode ser necessária uma transfusão de produtos sanguíneos (concentrado de glóbulos vermelhos, plasma fresco congelado, plaquetas).

Medicamentos hemostáticos: Podem ser utilizados medicamentos como o ácido tranexâmico para aumentar a coagulação e reduzir a perda de sangue.

c. Cuidados pós-PPP :

Monitorização contínua: Os doentes com HPP requerem uma monitorização atenta durante várias horas ou dias após o evento. Isto inclui a monitorização dos sinais vitais, da hemorragia, da diurese, do estado neurológico e da dor.

Controlo da dor: A dor pós-parto pode ser exacerbada pela HPP e pelo seu tratamento. Uma analgesia adequada é essencial para o conforto e o bem-estar da doente.

Apoio psicológico: A HPP pode ser uma experiência traumática para as mulheres e as suas famílias. O apoio psicológico é importante para ajudar a gerir o stress pós-traumático e as emoções associadas ao acontecimento.

d. Aspectos multidisciplinares :

Colaboração com outros profissionais de saúde: O tratamento da HPP requer uma colaboração estreita entre parteiras, obstetras, anestesistas, enfermeiros e outros profissionais de saúde.

Transferência para um centro especializado: Em casos complexos ou graves, pode ser necessária a transferência para um centro especializado com recursos e conhecimentos especializados em cuidados intensivos obstétricos.

e. Prevenção da HPP :

Identificação de doentes em risco: A avaliação dos factores de risco antes do parto ajuda a identificar as mulheres em risco de HPP e a implementar medidas preventivas.

Gestão ativa da terceira fase do trabalho de **parto:** A administração de oxitocina após o nascimento do bebé e a tração controlada do cordão umbilical podem reduzir o risco de HPP.

Gestão do trabalho de parto e do parto: A monitorização cuidadosa do trabalho de parto e do parto, bem como a intervenção precoce em caso de complicações, podem minimizar o risco de HPP.

f. Investigação e inovação :

Novas tecnologias: Estão a ser desenvolvidos dispositivos de compressão uterina e balões intra-uterinos para melhorar o tratamento da HPP.

Novos fármacos hemostáticos: A investigação em curso sobre fármacos hemostáticos tem como objetivo encontrar opções mais eficazes e seguras para controlar as hemorragias.

Melhorar os protocolos de gestão: São necessários estudos clínicos e auditorias regulares das práticas para melhorar os protocolos de gestão e otimizar os resultados para os doentes.

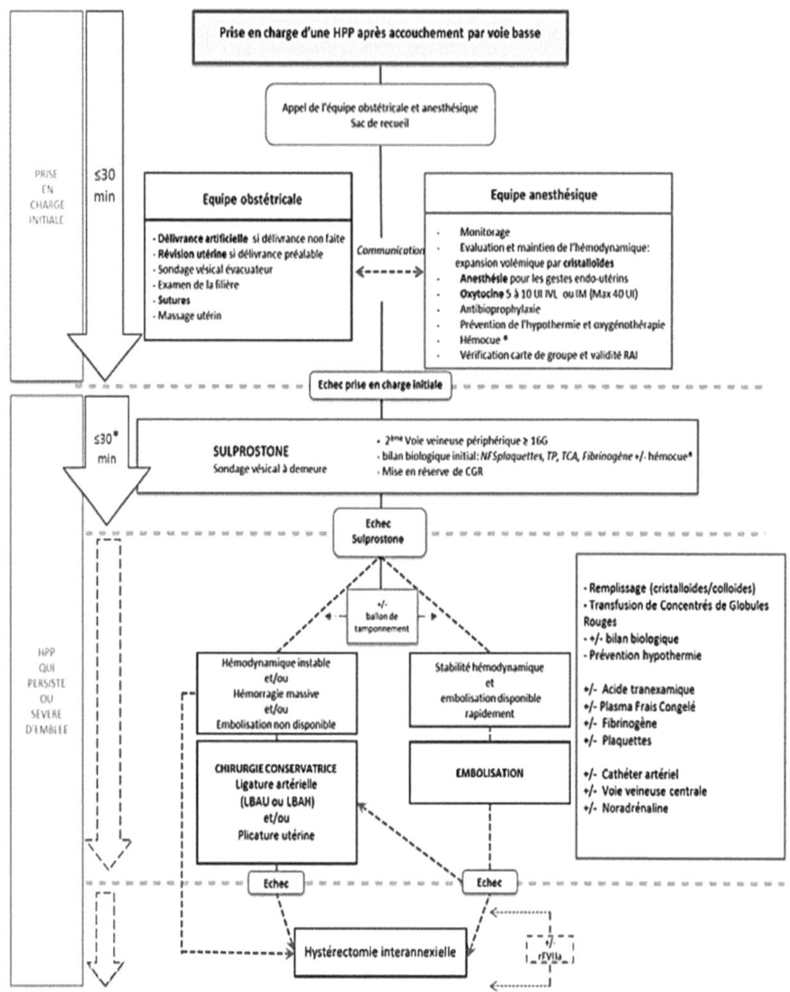

Figura 1: Algoritmo de tomada de decisão para a HPP após um parto vaginal

https://sfar.org/prise-en-charge-de-lhemorragie-du-post-partum/

g. Aspectos éticos e psicológicos :

Consentimento informado: Os doentes devem ser informados dos riscos e benefícios das diferentes opções de tratamento da HPP antes de tomarem decisões informadas.

Respeito pela autonomia do paciente : As escolhas e as preferências do paciente devem ser respeitadas na medida do possível.

Apoio emocional: As parteiras devem ser sensíveis às necessidades emocionais das pacientes e das suas famílias e oferecer-lhes apoio e informação adequados.

Gerir o stress e a ansiedade: A HPP pode ser uma experiência stressante para as parteiras. É importante desenvolver estratégias para gerir o stress e a ansiedade, a fim de manter um nível ótimo de desempenho numa situação de emergência.

Em conclusão, a gestão da HPP requer um conhecimento profundo das causas, factores de risco, opções de tratamento e aspectos multidisciplinares desta emergência obstétrica. Como futuras parteiras, é essencial que se familiarizem com as recomendações mais recentes e desenvolvam as competências necessárias para gerir eficazmente as pacientes com HPP, oferecendo-lhes simultaneamente um apoio empático e respeitoso.

7. Conclusão

A HPP é uma emergência obstétrica grave que requer um tratamento rápido e eficaz. O reconhecimento precoce dos factores de risco e dos sinais de HPP, bem como o tratamento adequado de acordo com o algoritmo estabelecido, são essenciais para melhorar o prognóstico materno e evitar complicações potencialmente fatais.

Como parteiras, desempenham um papel crucial na prevenção, diagnóstico precoce e tratamento inicial da HPP. Os vossos conhecimentos clínicos e a vossa capacidade de reagir rapidamente em situações de emergência podem salvar vidas.

Referências

1. Royal College of Obstetricians and Gynaecologists (Colégio Real de Obstetras e Ginecologistas). Prevenção e tratamento da

hemorragia pós-parto. Diretriz de topo verde n.º 52. Londres: RCOG; 2016.

Este guia completo do RCOG fornece recomendações baseadas em evidências para a prevenção e gestão da HPP, abrangendo a avaliação do risco, medidas preventivas, protocolos de gestão ativa para a terceira fase do trabalho de parto, opções de tratamento farmacológico e cirúrgico e cuidados pós-PPH.

2. Organização Mundial de Saúde. Recomendações da OMS para a prevenção e tratamento da hemorragia pós-parto. Genebra: OMS; 2012.

Este documento da OMS fornece recomendações globais para a prevenção e o tratamento da HPP, com enfoque em locais com poucos recursos. Abrange a utilização de uterotónicos, a gestão ativa da terceira fase do trabalho de parto, o tratamento da atonia uterina e a gestão de casos graves.

3. Colégio Americano de Obstetras e Ginecologistas. Boletim de Prática ACOG nº 183: Hemorragia pós-parto. Obstet Gynecol. 2017;130(4):e168-e186.

Este boletim prático do ACOG fornece diretrizes baseadas na evidência para a gestão da HPP, incluindo avaliação, tratamento inicial, opções de tratamento específicas da causa e cuidados pós-HP.

4. Mousa HA, Alfirevic Z. Tratamento para hemorragia pós-parto primária. Cochrane Database Syst Rev. 2017;9:CD003249.

Esta revisão Cochrane analisa a evidência disponível sobre os vários tratamentos para a HPP primária, comparando a sua eficácia e efeitos adversos. Fornece informações valiosas para orientar as decisões terapêuticas.

5. Sentilhes L, Vayssière C, Deneux-Tharaux C, et al. Hemorragia pós-parto: diretrizes para a prática clínica do Colégio Francês de Ginecologistas e Obstetras (CNGOF). Eur J Obstet Gynecol Reprod Biol. 2016;207:143-156.

Estas diretrizes do CNGOF fornecem uma visão global do tratamento da HPP, abrangendo a prevenção, o diagnóstico, as diferentes opções de tratamento e aspectos específicos do tratamento, como a transfusão de sangue e os cuidados intensivos.

Perguntas

1. Quais são as principais diferenças na definição de HPP consoante o modo de parto (parto vaginal ou cesariana)?

Resposta: A HPP é definida como uma perda de sangue superior a 500 ml após um parto vaginal e superior a 1000 ml após uma cesariana.

2. Explique por que razão a atonia uterina é a causa mais comum de HPP.

Resposta: A atonia uterina é a incapacidade do útero de se contrair eficazmente após o parto, o que impede a hemostase no local da placenta e conduz a uma hemorragia.

3. Descrever os passos fundamentais da avaliação clínica para a deteção precoce da HPP.

Resposta: A avaliação clínica da HPP inclui a avaliação da perda de sangue (pesagem das compressas, medição do volume nos drenos), a monitorização dos sinais vitais (pulso, pressão arterial), a palpação do útero para avaliar o tónus e o exame da placenta para verificar a sua integridade.

4. Porque é que a gestão da HPP exige uma ação rápida e coordenada?

Resposta: A HPP é uma emergência com risco de vida. É essencial uma ação rápida e coordenada para controlar a hemorragia, evitar o choque e aumentar as hipóteses de sobrevivência da mãe.

5. Explique por que razão a identificação da causa subjacente da HPP é importante para o tratamento.

Resposta: A identificação da causa permite adaptar um tratamento específico à situação, o que aumenta as hipóteses de sucesso e reduz o risco de complicações.

Gestão multidisciplinar da pré-eclâmpsia

Objectivos de aprendizagem :

1. Definir a hipertensão gestacional, a pré-eclâmpsia e as convulsões associadas.

2. Identificar os sinais de gravidade e seriedade numa doente com pré-eclampsia.

3. Reconhecer os critérios para intervenção obstétrica, utilização de sulfato de magnésio e tratamentos anti-hipertensivos.

4. Compreender a gestão anestésica de uma parturiente com pré-eclampsia.

5. Explicar o tratamento anestésico de uma parturiente com eclampsia.

1. Quadro concetual :

Hipertensão gestacional: Aumento da pressão arterial durante a gravidez, sem sinais adicionais de disfunção placentária. É feita uma distinção entre as formas crónica (presente antes da gravidez) e gestacional (que surge após as 20 semanas).

Pré-eclâmpsia: Hipertensão gestacional acompanhada de proteinúria (≥ 300mg/24h) ou disfunção orgânica (cefaleias, perturbações visuais, dores abdominais, náuseas/vómitos, oligúria, anomalias hepáticas, trombocitopenia) após as 20 semanas de gestação.

Eclâmpsia: crises convulsivas generalizadas ou coma inexplicável numa mulher que sofre de pré-eclâmpsia: trata-se de uma emergência médica com risco de vida para a mãe e o feto.

2. Sensibilização e formação :

É importante informar as mulheres grávidas e os profissionais sobre os sinais e sintomas da pré-eclâmpsia. Também é importante envolver as mulheres grávidas em exames pré-natais regulares para monitorizar a tensão arterial e detetar anomalias.

3. Previsão e prevenção :

É importante identificar os factores de risco (história prévia, patologias maternas, gravidezes múltiplas, etc.) e sugerir medidas preventivas (por exemplo, aspirina em dose baixa).

4. Tratamento da pré-eclâmpsia

a. Rede de cuidados coordenados :

Os profissionais de saúde dos cuidados primários e secundários devem trabalhar em conjunto para garantir um acompanhamento ótimo e uma intervenção rápida sempre que necessário.

b. Cuidados pré-hospitalares e inter-hospitalares :

Os cuidados devem ser organizados antes de qualquer transferência. Para evitar complicações durante esta fase, é necessário avaliar corretamente a gravidade da situação com base na tensão arterial, na proteinúria, nos sinais clínicos e nos testes biológicos. A tensão arterial e o bem-estar fetal devem ser monitorizados e devem ser realizadas ecografias, para que se possa decidir sobre a transferência para uma unidade adequada, se necessário.

c. Tratamento hospitalar :

Assim que a paciente é admitida na maternidade, deve ser verificada a história e os sinais físicos e funcionais (medição da tensão arterial + pesquisa de proteinúria na urina) e solicitados os exames biológicos necessários (hemoglobina, plaquetas, creatininemia, transaminases + proteinúria de 24 horas), bem como monitorização materna e fetal contínua.

O tratamento anti-hipertensivo para controlar a pressão arterial e o sulfato de magnésio para prevenir convulsões devem ser indicados conforme recomendado, seguindo o conselho do anestesista reanimador.

É necessário avaliar a maturidade fetal e decidir sobre a extração em função da situação.

d. Critérios para a interrupção da gravidez :

A decisão de extrair o feto depende de :

- A presença ou ausência de sinais de gravidade.
- O termo da gravidez e a maturidade do feto.
- Bem-estar fetal.

5. Gestão de complicações

Convulsões: O tratamento deve ser urgente, com proteção das vias respiratórias e administração de oxigénio, e assegurar rapidamente que a abordagem vascular está patente para a administração de sulfato de magnésio IVD se a doente estiver em convulsões e IVL durante 30 minutos se tiver voltado ao estado basal, e dirigir-se ao bloco operatório para a extração fetal de urgência, mas, pelo menos, certificar-se de que foi enviada com urgência uma análise de sangue para o laboratório, pois a atualização rápida da hemoglobina e da contagem de plaquetas ajudará na decisão anestésica.

Insuficiência renal: a função renal deve ser monitorizada (diurese e níveis de creatinina) e a ingestão de líquidos deve ser optimizada (nem demasiado para evitar a sobrecarga alveolar pulmonar, nem demasiado pouco para evitar a hipovolémia, que pode levar à insuficiência renal).

Insuficiência hepática: os testes de função hepática devem ser monitorizados, a um ritmo adequado ao período de expetativa decidido.

Hematoma retroplacentário: Deve procurar-se um descolamento prematuro da placenta na ecografia, sobretudo se existirem sinais favoráveis, como o sofrimento fetal com hipertensão arterial e taquicardia materna, ou a presença de palidez conjuntival materna. O tratamento deve ser urgente: correção dos problemas de hemostase por transfusão de derivados do sangue e decisão de extrair o feto imediatamente.

6. Anestesia na pré-eclâmpsia :

A escolha da técnica anestésica deve ser adaptada à situação clínica e biológica e às comorbilidades.

Se o doente tiver convulsionado apenas uma vez, com um regresso ao estado neurológico normal, uma condição clínica estável e uma contagem de plaquetas aceitável para a punção lombar, o doente pode ser submetido a um curto período de anestesia.

Uma anestesia geral com uma sequência de indução rápida e a adição de remifentanil se a tensão arterial for elevada, para evitar um pico hipertensivo no momento da entubação.

O risco de intubação difícil é maior nas grávidas do que noutras populações, especialmente com o aumento do edema da faringe nas doentes com pré-eclâmpsia, e sobretudo se já estiverem em trabalho de parto.

Por outro lado, considera-se que as mulheres grávidas têm o estômago cheio, mesmo que não tenham comido nada durante 6 horas, mas uma refeição nas últimas 6 horas aumenta o risco de inalação durante a entubação.

Por conseguinte, é crucial verificar se existe uma fonte funcional de aspiração do muco durante a indução anestésica.

Deve ter-se cuidado com a ingestão de fluidos no intra-operatório, para evitar induzir PAO por sobrecarga de fluidos e insuficiência renal por ingestão inadequada.

A contagem de plaquetas deve ser verificada e a hemostase monitorizada (TP, APTT), especialmente se houver antecedentes de HRP ou síndrome HELLP.

7. Após pré-eclâmpsia

Prognóstico para as crianças: as futuras mães devem ser informadas do risco acrescido de prematuridade, atraso de crescimento e possíveis complicações neonatais.

Controlo pós-parto precoce: a futura mãe deve ser informada da importância do controlo da tensão arterial, da função renal e hepática, do risco de hemorragia e de complicações tromboembólicas.

Acompanhamento a longo prazo: dado o risco acrescido de doenças cardiovasculares para a mãe, esta deve comprometer-se a efetuar controlos médicos regulares e a adotar um estilo de vida saudável.

8. Recapitalização de conceitos-chave :

a. Fisiopatologia da pré-eclâmpsia :

A causa exacta permanece desconhecida, mas a principal hipótese envolve a implantação anormal da placenta, que conduz a uma vascularização deficiente e a hipoxia placentária. Esta situação desencadeia uma cascata de reacções com a libertação de factores anti-angiogénicos e inflamatórios, conduzindo a uma disfunção endotelial generalizada e a hipertensão.

b. Factores de risco :

Antecedentes: Pré-eclampsia numa gravidez anterior, história familiar de pré-eclampsia.

Patologias maternas: hipertensão crónica, diabetes, doenças auto-imunes (lúpus), síndrome antifosfolípido, obesidade.

Gravidez: Gravidez múltipla, gravidez molar, primeiro filho, idade materna < 20 anos ou > 40 anos.

Outros: Antecedentes de trombose, trombofilia, anomalias da placenta.

c. Classificação da gravidade :

Pré-eclâmpsia ligeira: Hipertensão e proteinúria sem sinais de gravidade.

Pré-eclâmpsia grave: hipertensão arterial grave, proteinúria significativa e/ou sinais de disfunção orgânica (cerebral, hepática, renal, hematológica, pulmonar).

Eclampsia: Convulsões ou coma numa mulher com pré-eclampsia.

Síndrome HELLP: hemólise, enzimas hepáticas elevadas, plaquetas baixas (trombocitopenia).

d. Sulfato de magnésio :

Medicamento de eleição para a prevenção e o tratamento das convulsões. Actua reduzindo a excitabilidade neuronal e relaxando o músculo liso vascular. Monitorização dos reflexos osteotendinosos e da frequência respiratória para detetar uma eventual intoxicação.

e. Tratamento anti-hipertensivo :

Objetivo: manter uma pressão arterial adequada para prevenir complicações maternas e fetais. Escolha do medicamento em função da situação clínica e das co-morbilidades. Controlo rigoroso dos efeitos adversos e do impacto no bem-estar fetal.

f. Implicações para o papel da parteira :

O papel da parteira é crucial na deteção precoce da pré-eclâmpsia, na educação das pacientes e no acompanhamento das grávidas em risco, bem como na colaboração estreita com os médicos para garantir uma gestão óptima e um acompanhamento pós-parto adequado.

Referências

1 Colégio Nacional dos Ginecologistas Obstetras Franceses (CNGOF). Recomendações para a prática clínica. 2019.

2 Société Française d'Anesthésie et de Réanimation (SFAR). Recomendações para a prática clínica. 2019.

Perguntas

1. Qual é o sinal específico da pré-eclâmpsia?

2. Qual é o tratamento de eleição para prevenir as convulsões na pré-eclâmpsia?

3. Quais são as principais medidas preventivas para as mulheres com elevado risco de pré-eclâmpsia?

4. Quais são os principais testes biológicos efectuados para avaliar a gravidade da pré-eclâmpsia?

5. Quais são as principais técnicas anestésicas disponíveis para cesarianas em casos de pré-eclâmpsia?

6. Quais são os sinais de agravamento a que uma parteira deve estar atenta numa doente hospitalizada por pré-eclâmpsia?

7. O que é a síndrome HELLP, uma possível complicação da pré-eclâmpsia?

8. Porque é que o acompanhamento a longo prazo é importante para as mulheres com pré-eclâmpsia?

Respostas:

1. Proteinúria: exame de urina: teste de urina

2. Sulfato de magnésio

3. Aspirina em dose baixa e controlo pré-natal rigoroso.

4. Hemograma, teste de função hepática, teste de função renal, teste de proteinúria.

5. Raquianestesia ou anestesia geral, consoante a situação clínica.

6. Aumento da tensão arterial, dores de cabeça persistentes, perturbações visuais, dores abdominais, oligúria, etc.

7. Hemólise (destruição dos glóbulos vermelhos), aumento das enzimas hepáticas e trombocitopenia (redução das plaquetas).

8. Para monitorizar a sua saúde cardiovascular e prevenir possíveis complicações a longo prazo.

Doença tromboembólica na mulher grávida

Objectivos pedagógicos :

1. Identificar os principais factores de risco e mecanismos fisiopatológicos do tromboembolismo venoso na mulher grávida.

2. Identificação de trombose venosa profunda em mulheres grávidas.

3. Reconhecer a embolia pulmonar em mulheres grávidas.

4. Enumere as medidas de prevenção primária do tromboembolismo venoso recomendadas para as mulheres grávidas, de acordo com o seu nível de risco.

1. Introdução

A gravidez é um estado fisiológico que induz alterações profundas no sistema cardiovascular da mulher. Estas alterações, essenciais para o desenvolvimento do feto, aumentam também o risco de doença tromboembólica (DTE). O tromboembolismo inclui a trombose venosa profunda (TVP) e a embolia pulmonar (EP), duas doenças potencialmente graves que podem ameaçar a saúde da mãe e do bebé. Como parteira, compreender este risco e saber como geri-lo é crucial para garantir uma gravidez e um parto seguros.

2. Fisiopatologia: um equilíbrio delicado

A gravidez orquestra um conjunto complexo de alterações hemostáticas que favorecem a hipercoagulabilidade. Este aumento da capacidade de coagulação do sangue tem por objetivo evitar uma hemorragia potencialmente fatal durante o parto.

Hipercoagulabilidade: O aumento dos factores de coagulação, como o fibrinogénio e o fator VII, e a diminuição dos factores anticoagulantes naturais, como a proteína S, criam um ambiente propício à formação de coágulos.

Estase venosa: A compressão da veia cava inferior pelo útero grávido e as alterações hormonais retardam o retorno venoso dos membros inferiores, favorecendo a estagnação do sangue e a formação de trombos.

Danos endoteliais: Traumatismos obstétricos, cesarianas e determinadas patologias subjacentes podem danificar o revestimento interno dos vasos sanguíneos, proporcionando um local de ancoragem para a formação de coágulos.

3. Factores de risco: um perfil a monitorizar

Algumas mulheres grávidas estão expostas a um risco acrescido de TEV. A identificação destes factores é essencial para uma gestão preventiva individualizada.

História pessoal ou familiar de TEV: Uma história pessoal ou familiar de TEV aumenta consideravelmente o risco de recorrência durante a gravidez.

Obesidade: O excesso de peso está associado a um aumento da resistência à insulina e a um estado pró-inflamatório, que favorece a trombose.

Idade materna avançada (>35 anos): A idade avançada está associada a um risco acrescido de complicações na gravidez, incluindo o TEV.

Gravidez múltipla: A presença de vários fetos acentua as alterações fisiológicas da gravidez e aumenta o risco de TEV.

Imobilização prolongada: A falta de mobilidade, quer seja devido a uma hospitalização, a um repouso prolongado na cama ou a longas deslocações, atrasa o retorno venoso e favorece a estase sanguínea.

Cesariana: A cirurgia, em particular a cesariana, está associada a um risco acrescido de TEV devido ao traumatismo dos vasos sanguíneos e à imobilização pós-operatória.

Patologias maternas: Determinadas condições médicas, como a trombofilia (predisposição genética para a trombose), a síndrome antifosfolipídica (doença autoimune), o cancro e as doenças auto-imunes, aumentam significativamente o risco de TEV.

4. Diagnóstico: uma abordagem clínica e instrumental

O diagnóstico de TEV baseia-se numa combinação de sinais clínicos e testes adicionais.

Sinais clínicos: Os sinais clínicos de TVP e EP são descritos nas secções seguintes.

Testes adicionais:

Ecografia venosa com Doppler: Este exame permite visualizar as veias dos membros inferiores e detetar a presença de trombos.

Angioscan torácico: Este é o padrão de ouro para o diagnóstico de EP. Permite a visualização das artérias pulmonares e a deteção da presença de um êmbolo.

D-dímero: Estes marcadores da coagulação estão elevados em casos de trombose, mas os seus níveis podem também estar elevados noutras situações, como a própria gravidez, o que limita a sua especificidade.

5. Conceitos-chave

Trombofilia: É uma predisposição genética para a trombose. As trombofilias mais comuns são o fator V de Leiden, a mutação G20210A no gene da protrombina e a deficiência da proteína S ou da proteína C.

Síndrome antifosfolipídica: Esta síndrome autoimune caracteriza-se pela presença de anticorpos dirigidos contra os fosfolípidos, componentes das membranas celulares. Estes anticorpos aumentam o risco de trombose.

6. Trombose venosa profunda (TVP): Sintomas e caraterísticas específicas

A TVP é a formação de um coágulo de sangue numa veia profunda, mais frequentemente nos membros inferiores. Nas mulheres grávidas, a TVP pode desenvolver-se de forma insidiosa, o que dificulta o seu diagnóstico.

Sinais clínicos :

Dor e sensibilidade na barriga da perna: A dor é frequentemente o primeiro sintoma, descrito como uma sensação de peso, cãibras ou tensão na barriga da perna. A palpação da zona pode ser dolorosa.

Edema unilateral do membro inferior: O edema, ou inchaço, é um sinal clássico de TVP. É importante comparar as duas pernas para detetar qualquer diferença de tamanho.

Veias superficiais dilatadas: As veias superficiais dilatadas visíveis podem ser um sinal de TVP, indicando obstrução do sistema venoso profundo.

Sinal de Homans positivo: A dorsiflexão do pé (trazer o pé em direção à tíbia) pode desencadear dor na barriga da perna na TVP. Este sinal não é específico da TVP e pode estar presente noutras patologias.

Eritema e calor local: A pele na área afetada pode estar vermelha e quente ao toque, um sinal de inflamação.

Caraterísticas específicas para as mulheres grávidas:

Os sintomas da TVP podem ser mascarados pelos sintomas fisiológicos da gravidez, como o edema das pernas e a fadiga.

A TVP pode desenvolver-se em veias atípicas, como as veias pélvicas ou ováricas, o que torna o diagnóstico mais complexo.

7. Embolia pulmonar (EP): uma emergência vital

A EP é uma complicação grave da TVP que ocorre quando um fragmento do coágulo se separa e migra para os pulmões, obstruindo uma ou mais artérias pulmonares. A EP é uma emergência médica que requer tratamento imediato.

Sinais clínicos :

Início súbito de dispneia: A dispneia, ou falta de ar, é o sintoma mais comum e o mais sugestivo de EP. É frequentemente de início súbito e agrava-se com o esforço.

Dor no peito: A dor no peito pode ser pleurítica (piora com a inspiração) ou angina (constritiva, semelhante à dor no coração).

Taquicardia: O aumento da frequência cardíaca é uma resposta fisiológica à redução da oxigenação do sangue.

Hipotensão: Uma descida da tensão arterial pode ser um sinal de choque, uma complicação grave da EP.

Síncope: a perda de consciência pode ocorrer em caso de EP maciça, obstruindo uma grande parte da circulação pulmonar.

Hemoptise: O escarro de sangue é um sinal menos frequente, mas continua a ser sugestivo de EP.

Cianose: A coloração azulada da pele e das mucosas reflecte uma redução da oxigenação do sangue.

8. Prevenção primária: atuar a montante

A prevenção primária tem por objetivo reduzir o risco de TEV nas grávidas de risco. A mobilização e as medidas mecânicas são os pilares desta abordagem.

Mobilização precoce após o parto: Retomar a marcha e a atividade física o mais rapidamente possível após o parto favorece o retorno venoso e evita a estagnação do sangue.

Meias de compressão: As meias de compressão exercem uma compressão graduada nas pernas, melhorando o retorno venoso e reduzindo o risco de coágulos sanguíneos.

Profilaxia com **heparina de baixo peso molecular (HBPM)**: Em mulheres grávidas com elevado risco de TEV, recomenda-se a prescrição de profilaxia com HBPM para prevenir a formação de coágulos.

9. Prevenção secundária: evitar recorrências

A prevenção secundária tem como objetivo evitar recorrências de TEV em mulheres que já tiveram um episódio. O tratamento anticoagulante prolongado é a chave para esta abordagem.

Tratamento anticoagulante prolongado: As mulheres com antecedentes de TEV necessitam de tratamento anticoagulante prolongado, geralmente durante 6 semanas a 3 meses após o parto, e por vezes durante mais tempo, dependendo do risco de recorrência.

10. Prevenção secundária: acompanhamento personalizado

A duração do tratamento anticoagulante e a escolha do agente anticoagulante dependem de uma série de factores, incluindo o tipo de TEV, a presença de trombofilia e factores de risco individuais.

HBPM: Os HBPM são o tratamento de eleição durante a gravidez e a amamentação, uma vez que não atravessam a barreira placentária nem passam para o leite materno.

Anti-vitamina K (AVK) : Os AVK, como a varfarina, são eficazes na prevenção de recorrências de TEV, mas atravessam a barreira placentária e podem causar malformações congénitas. Por conseguinte, estão contra-indicados durante a gravidez.

11. Tratamento: Gestão Multidisciplinar

O tratamento do TEV durante a gravidez requer uma colaboração estreita entre a parteira, o obstetra, o hematologista e, se necessário, outros especialistas. O objetivo é evitar a propagação do trombo, favorecer a sua dissolução e prevenir complicações, minimizando os riscos para a mãe e o feto.

HBPM em dose curativa: Nos casos de TVP ou EP, o tratamento inicial consiste em HBPM em dose curativa, ajustada de acordo com o peso do doente.

Monitorização clínica e biológica: É necessário um acompanhamento regular para monitorizar a eficácia do tratamento e detetar quaisquer efeitos adversos. Isto inclui a avaliação clínica dos sintomas, a monitorização dos níveis de anti-Xa (para a HBPM) e a contagem de plaquetas, uma vez que existe o risco de trombocitopenia induzida pela heparina.

Tratamento da causa subjacente: Se for identificada uma causa subjacente de TEV, como a trombofilia, pode ser necessário um tratamento específico.

12. Em profundidade : Dilemas e desafios

O tratamento do TEV durante a gravidez apresenta desafios específicos.

Risco de hemorragia: Os anticoagulantes aumentam o risco de hemorragia, o que pode ser particularmente preocupante durante o parto. É necessária uma avaliação cuidadosa da relação benefício-risco.

Escolha do método de parto : O modo de parto depende de uma série de factores, incluindo a localização e a extensão da TVP, o tipo de anticoagulante utilizado e a presença de complicações obstétricas.

Aleitamento e anticoagulantes : A maioria dos HBPM é compatível com o aleitamento. No entanto, os AVK estão contra-indicados durante o aleitamento.

13. Conclusão: Vigilância e colaboração

O TEV é uma complicação grave da gravidez que exige uma vigilância constante e cuidados multidisciplinares. As parteiras desempenham um papel crucial na identificação das mulheres em risco, no reconhecimento dos sinais clínicos, na implementação de medidas preventivas e na coordenação dos cuidados com outros profissionais de saúde. A sensibilização para esta condição e a colaboração interprofissional são essenciais para garantir a segurança e o bem-estar das mulheres grávidas e dos seus bebés.

14. Ir mais longe: aspectos especializados da MTE

Para completar a sua compreensão do TEV na gravidez, é útil explorar alguns aspectos mais especializados:

a. Trombofilia e gravidez :

Rastreio: Não é recomendado o rastreio sistemático de trombofilia em todas as mulheres grávidas. No entanto, recomenda-se um rastreio específico para mulheres com factores de risco específicos, tais como antecedentes pessoais ou familiares de TEV, abortos espontâneos repetidos ou complicações obstétricas inexplicáveis.

Controlo: O controlo de mulheres grávidas com trombofilia requer uma colaboração estreita entre o obstetra e o hematologista. O tratamento preventivo com LMWH é frequentemente recomendado durante a gravidez e no pós-parto.

b. Síndrome antifosfolipídica e gravidez :

Diagnóstico: O diagnóstico da síndrome antifosfolipídica baseia-se na presença de anticorpos antifosfolipídicos no sangue e numa história de trombose ou de complicações obstétricas.

Controlo: O tratamento preventivo com HBPM e aspirina em baixa dose é geralmente recomendado durante a gravidez e o período pós-parto.

c. MTE e técnicas de reprodução assistida :

Risco aumentado: As mulheres submetidas a tecnologias de reprodução assistida (TRA) têm um risco aumentado de TEV, provavelmente devido aos tratamentos hormonais utilizados e aos factores de risco subjacentes à infertilidade.

Prevenção: Uma avaliação do risco de TTM e a implementação de medidas preventivas adequadas são essenciais em mulheres grávidas após a TRA.

d. Impacto psicológico da DTE :

Ansiedade e depressão: O diagnóstico de TEV durante a gravidez pode levar a uma ansiedade significativa e a um aumento do risco de depressão.

Apoio psicológico: É essencial um apoio psicológico adequado para ajudar as mulheres a lidar com o impacto emocional da doença.

e. Investigação e desenvolvimento:

Novos anticoagulantes: Está em curso investigação para desenvolver novos anticoagulantes orais de ação direta (AAD) mais seguros durante a gravidez.

Biomarcadores: Está em curso a procura de biomarcadores mais precisos para prever o risco de TEV e monitorizar a eficácia do tratamento.

15. Conclusão: Conhecer, atuar, apoiar

O TEV durante a gravidez é um assunto complexo e em evolução. Como parteira, o seu papel é adquirir os conhecimentos necessários para identificar as mulheres em risco, reconhecer os sinais clínicos, implementar medidas preventivas e colaborar eficazmente com outros profissionais de saúde para garantir cuidados óptimos. A sua capacidade de apoiar as mulheres grávidas com esta doença, tanto física como psicologicamente, é essencial para garantir uma experiência de gravidez positiva e tranquilizadora.

Como futura parteira, tem o poder de fazer a diferença na vida das mulheres e das suas famílias. Invista na sua formação, mantenha-se a par dos últimos avanços e comprometa-se a prestar cuidados de qualidade com compaixão e competência.

Referências :

1 Colégio Americano de Obstetras e Ginecologistas. ACOG Practice Bulletin No. 196: Tromboembolismo na gravidez. Obstet Gynecol. 2018 May;131(5):e164-e179. (Este boletim fornece recomendações abrangentes e actualizadas sobre a gestão do tromboembolismo na gravidez com base nas mais recentes evidências científicas).

2 Royal College of Obstetricians and Gynaecologists. Green-top Guideline No. 37a: Reduzir o risco de trombose e embolia durante a gravidez e o puerpério. 2015. (Este guia prático fornece diretrizes clínicas detalhadas para a prevenção e tratamento do TEV em mulheres grávidas e no pós-parto).

3 James AH, Jamison MG, Brancazio LR, Myers ER. Venous thromboembolism during pregnancy and the postpartum period: incidence, risk factors, and mortality. Am J Obstet Gynecol. 2006 Apr;194(4):1311-5. (Este artigo de investigação examina a incidência, os factores de risco e a mortalidade associados ao TEV durante a gravidez e o período pós-parto, fornecendo dados importantes para a compreensão desta condição).

MCQS:

1. Quais são as três principais alterações fisiológicas que aumentam o risco de TEV durante a gravidez?

a) Aumento do volume sanguíneo, redução da pressão arterial, aumento do débito cardíaco

b) Hipercoagulabilidade, estase venosa, lesões endoteliais

c) Diminuição do nível de hemoglobina, aumento do número de glóbulos brancos, diminuição do número de plaquetas

d) Aumento da frequência respiratória, diminuição da capacidade pulmonar, aumento do consumo de oxigénio

e) Diminuição da função renal, aumento da urina, retenção de líquidos

2. Qual das seguintes situações NÃO é considerada um fator de risco de TEV na gravidez?

a) História pessoal do TEN

b) Obesidade

c) Gravidez múltipla

d) Grupo sanguíneo AB

e) Imobilização prolongada

3. Qual é o principal sintoma de uma embolia pulmonar?

a) Dor e inchaço da barriga da perna

b) Náuseas e vómitos

c) Início súbito de dispneia

d) Dores de cabeça e tonturas

e) Dor abdominal

4. Qual é o tratamento de eleição para a prevenção do TEV em grávidas de alto risco?

a) Aspirina em dose baixa

b) Heparina não fraccionada

c) Medicamentos anti-vitamina K (AVK)

d) Heparina de baixo peso molecular (LMWH)

e) Suplementação com ferro

5. Porque é que os medicamentos antivitamina K (AVK) estão contra-indicados durante a gravidez?

a) Não são eficazes na prevenção do TTM.

b) Atravessam a barreira placentária e podem causar malformações congénitas.

c) Aumentam o risco de hipotensão arterial.

d) Interferem na absorção dos nutrientes.

e) Provocam reacções alérgicas frequentes.

6. Que tipo de profissional de saúde é especializado no diagnóstico e tratamento de doenças da coagulação, como a trombofilia?

a) Obstetra

b) Pediatra

c) Hematologista

d) Endocrinologista

e) Nefrologista

7. Porque é que as mulheres que utilizam técnicas de reprodução assistida (ART) têm um risco acrescido de TEV?

a) Devido ao aumento do risco de gravidez ectópica.

b) Devido aos tratamentos hormonais utilizados e aos factores de risco subjacentes à infertilidade.

c) Devido ao aumento do risco de pré-eclâmpsia.

d) Devido ao aumento do risco de parto prematuro.

e) Devido ao aumento do risco de malformações congénitas.

8. Qual é um dos principais desafios no tratamento do TEV durante a gravidez?

a) O risco de efeitos adversos dos anticoagulantes no feto.

b) A dificuldade em obter um diagnóstico exato da RTE.

c) O custo elevado dos tratamentos anticoagulantes.

d) Falta de disponibilidade de especialistas em MTE.

e) Aumento da resistência aos tratamentos anticoagulantes.

Respostas:

1. b)

2. d)

3. c)

4. d)

5. b)

6. c)

7. b)

8. a)

Transfusão em obstetrícia

Objectivos pedagógicos :

1. Identificar as principais indicações transfusionais para os diferentes derivados do sangue

2. Enumerar os principais riscos associados às transfusões de sangue.

3. Explicar as regras de prevenção dos acidentes de transfusão, os princípios de rastreabilidade dos produtos sanguíneos e o sistema de hemovigilância.

4. Que medidas imediatas devem ser tomadas no caso de uma reação transfusional mal tolerada?

1. Introdução :

A hemorragia obstétrica continua a ser uma das principais preocupações no domínio da saúde materna, contribuindo significativamente para a mortalidade e morbilidade maternas em todo o mundo. A transfusão de sangue, quando utilizada de forma judiciosa e segura, torna-se uma ferramenta vital para gerir estas situações críticas e salvar vidas. Este curso explora em profundidade as complexidades da transfusão de sangue em obstetrícia, concentrando-se nos conhecimentos essenciais para as parteiras.

2. Produtos sanguíneos que salvam vidas (LBS): Um olhar pormenorizado

Concentrados de glóbulos vermelhos: ricos em hemoglobina, são indicados para restaurar a capacidade de transporte de oxigénio do sangue em casos de anemia grave ou hemorragia aguda. Existem diferentes fórmulas, como as hemácias reduzidas em leucócitos e as irradiadas, que são utilizadas de acordo com o contexto clínico.

Plasma fresco congelado (FFP): contém todos os factores de coagulação e é utilizado para corrigir coagulopatias e evitar hemorragias excessivas. O PFC pode ser utilizado em situações de emergência ou na preparação para uma cirurgia.

Concentrados de plaquetas (CPs): Essenciais para o controlo de hemorragias devido a trombocitopenia ou disfunção plaquetária. Os CPs são frequentemente utilizados em obstetrícia no contexto de hemorragia pós-parto maciça.

Crioprecipitado: Rico em fibrinogénio, fator XIII e fator de von Willebrand, é utilizado para tratar a hemorragia associada à deficiência de fibrinogénio, como no caso da coagulação intravascular disseminada (CID).

3. Indicações de transfusão em obstetrícia: uma série de situações

Hemorragia pós-parto: a transfusão de CGR é a base do tratamento da hemorragia pós-parto, com o objetivo de restaurar o volume sanguíneo e a capacidade de transporte de oxigénio. Em caso de coagulopatia ou trombocitopenia, podem ser necessários PFC e PC.

Anemia grave: Quando a hemoglobina é inferior a 7 g/dL e afecta a saúde da mãe ou do feto, pode ser considerada uma transfusão de CGR. A causa da anemia deve ser identificada e tratada.

Perturbações da hemostase: as transfusões de PFC, CP ou crioprecipitado são utilizadas para corrigir deficiências específicas de factores de coagulação, plaquetas ou fibrinogénio.

Preparação para a cirurgia: No caso de uma cirurgia programada e de anemia ou distúrbios de coagulação pré-existentes, pode ser necessária uma terapia marcial ou uma transfusão de CGR ou PFC para otimizar o estado do doente.

4. Procedimentos pré-transfusionais: garantir a segurança

Agrupamento ABO e Rhesus: Essencial para determinar a compatibilidade sanguínea entre o dador e o recetor e para prevenir reacções hemolíticas.

Teste de Aglutinina Irregular (RAI): Detecta a presença de anticorpos dirigidos contra antigénios eritrocitários que não os antigénios ABO e Rhesus, permitindo evitar reacções transfusionais hemolíticas retardadas.

Teste de compatibilidade: Etapa crucial para confirmar a compatibilidade entre o sangue do dador e o do recetor, através da realização de uma análise ao sangue e/ou ao soro.

Tipagem sanguínea: consiste na tipagem ABO separada de uma gota de sangue do doente e de uma gota de sangue do saco de transfusão.

Cuidado, *as duas gotas de sangue nunca são misturadas* para testar a compatibilidade.

A prova do soro: consiste em pôr o **soro** do doente em contacto com uma gota de sangue do saco de transfusão.

Consentimento informado: O doente deve ser informado dos riscos e benefícios da transfusão, bem como das alternativas possíveis, antes de dar o seu consentimento.

5. Gestão de uma transfusão mal tolerada: Reatividade imediata

Interromper imediatamente a transfusão e pedir ajuda: O primeiro passo a dar se houver suspeita de uma reação transfusional.

Manutenção de uma linha venosa desobstruída: Permite a administração de fluidos e medicamentos, se necessário.

Monitorização dos parâmetros vitais: Monitorizar a pressão arterial, o pulso, a frequência respiratória e a temperatura para detetar sinais de instabilidade hemodinâmica ou reação alérgica.

Amostras de sangue: São necessárias amostras de sangue para analisar as causas da reação transfusional e identificar eventuais anomalias.

Comunicação do acontecimento: Todos os acidentes de transfusão devem ser imediatamente comunicados, para proteção do doente e das autoridades médicas e legais.

Tratamento sintomático: Em função da natureza da reação, podem ser administrados tratamentos específicos, como anti-histamínicos para as reacções alérgicas ou diuréticos para a sobrecarga de volume.

6. Acidentes de transfusão: Compreender os riscos

Reação hemolítica aguda: Uma complicação grave devida à destruição dos glóbulos vermelhos transfundidos pelos anticorpos do recetor. Os sintomas incluem febre, arrepios, dores nas costas, hipotensão e hemoglobinúria. O tratamento imediato é vital para evitar a insuficiência renal e a morte.

Reação febril não hemolítica (RFNH): A reação mais frequente, caracterizada por febre e arrepios, geralmente inofensiva. Está frequentemente relacionada com a presença de anticorpos dirigidos contra os leucócitos do dador.

Alergia à **transfusão**: Reacções alérgicas às proteínas do plasma do dador, que se manifestam por urticária, prurido e até choque anafilático em casos graves.

Sobrecarga de volume circulatório: Um excesso de volume de sangue transfundido, que pode levar a edema pulmonar, especialmente em doentes com antecedentes de doença cardíaca. A transfusão lenta e a monitorização cuidadosa do estado do volume são essenciais.

Transmissão de agentes infecciosos: Embora o risco seja baixo graças a testes de rastreio rigorosos, a transmissão de doenças infecciosas como o VIH, a hepatite B e C e a sífilis continua a ser uma preocupação.

7. Exposição acidental a sangue: prevenção e gestão

As parteiras estão expostas ao risco de contacto com sangue contaminado quando prestam cuidados a doentes.

Prevenção: A utilização de equipamento de proteção individual (EPI), como luvas, máscaras e óculos de proteção, é essencial para minimizar o risco de exposição. O manuseamento cuidadoso de agulhas e objectos cortantes é também crucial.

Gestão: Em caso de exposição acidental, deve ser seguido um protocolo específico, incluindo a limpeza da área exposta, a comunicação do incidente e a avaliação do risco de transmissão de agentes infecciosos. A profilaxia pós-exposição (PEP) pode ser necessária, dependendo do tipo de exposição e do estado infecioso da fonte.

8. Conclusão: Compromisso com a segurança transfusional

A transfusão de sangue, apesar de potencialmente salvar vidas, comporta riscos inerentes. As parteiras desempenham um papel fundamental na promoção da segurança transfusional, assegurando que as transfusões são adequadamente indicadas, que os procedimentos de segurança são seguidos e que as pacientes são informadas dos riscos e benefícios. A vigilância contínua, a formação e a adesão às melhores práticas são essenciais para otimizar os resultados para as mulheres grávidas e os seus bebés.

9. Explorar conceitos-chave em maior profundidade

Hemovigilância: Sistema de controlo dos acontecimentos adversos relacionados com a transfusão de sangue, que permite identificar os riscos e aplicar medidas preventivas.

Alternativas à transfusão: Estratégias para reduzir a necessidade de transfusões de sangue, como a gestão ativa da terceira fase do trabalho de parto, a utilização de agentes hemostáticos e técnicas de recuperação de sangue autólogo.

Ética da transfusão: As questões éticas que envolvem a transfusão de sangue, incluindo o consentimento informado, a afetação de recursos e as crenças religiosas.

Referências :

1. Ministério da Solidariedade e da Saúde. Hemovigilância - Guia de boas práticas. 2019. (Fornece informações sobre o sistema de vigilância de eventos adversos relacionados com a transfusão de sangue)

2. Colégio Nacional dos Ginecologistas Obstetras Franceses (CNGOF). Hemorragia pós-parto - O que fazer. Recomendações para a prática clínica. 2014. (Fornece recomendações sobre a gestão da hemorragia pós-parto, incluindo a utilização de transfusão de sangue)

3. Agência Nacional de Segurança do Medicamento e dos Produtos de Saúde (ANSM). Boas práticas de transfusão de sangue. 2017. (Detalha as boas práticas a seguir durante as transfusões de sangue para garantir a segurança dos doentes).

Perguntas :

Q1: A principal indicação para a transfusão de sangue em obstetrícia é..:

a) Anemia moderada

b) Hemorragia pós-parto

c) Preparação para uma cesariana programada

d) Perturbações menores da hemostase

e) Hipertensão induzida pela gravidez

Q2: O produto sanguíneo lábil utilizado para aumentar a capacidade de transporte de oxigénio do sangue é :

a) Plasma fresco congelado (FFP)

b) Concentrados de plaquetas (CPs)

c) Concentrados de glóbulos vermelhos (RBC)

d) Crioprecipitado

e) Imunoglobulinas

Q3: Os testes de aglutininas irregulares (RAI) são utilizados para :

a) Determinação dos grupos sanguíneos ABO e Rhesus

b) Pesquisa de anticorpos anti-eritrocitários

c) Medição dos níveis de hemoglobina

d) Avaliação da função plaquetária

e) Identificação dos agentes infecciosos transmissíveis

Q4: Um sinal clínico sugestivo de uma reação hemolítica aguda é :

a) Uma erupção cutânea

b) Dores lombares

c) Tosse seca

d) Calafrios sem febre

e) Náuseas e vómitos

Q5: A primeira medida a tomar em caso de suspeita de reação transfusional é :

a) Administrar um anti-histamínico

b) Aumentar a taxa de transfusão

c) Interromper imediatamente a transfusão

d) Colher uma amostra de sangue

e) Contactar o médico responsável

Q6: A reação transfusional mais frequente, geralmente benigna, é :

a) Reação hemolítica aguda

b) Reação febril não hemolítica

c) Alergia à transfusão

d) Sobrecarga de volume circulatório

e) Transmissão de agentes infecciosos

Q7: O equipamento de proteção individual (EPI) utilizado no manuseamento de sangue inclui :

a) Luvas, máscara e óculos de proteção

b) Uma bata e uma touca esterilizadas

c) Calçado de segurança e avental

d) Uma máscara e um gorro

e) Um fato de corpo inteiro

Q8: O sistema de hemovigilância permite :

a) Melhorar a gestão das existências de produtos sanguíneos

b) Monitorização das reacções transfusionais adversas

c) Formação do pessoal de enfermagem em técnicas de transfusão

d) Promover a dádiva de sangue

e) Financiamento da investigação sobre transfusões de sangue

Q9: Um exemplo de uma alternativa à transfusão de sangue é :

a) Administração de oxigénio

b) Gestão ativa da terceira fase do trabalho de parto

c) Transfusão de plasma fresco congelado

d) Monitorização do ritmo cardíaco fetal

e) Administração oral de ferro

Q10: O consentimento informado para uma transfusão de sangue envolve :

a) Obter o acordo do cônjuge

b) Informar o doente dos riscos e benefícios

c) Assinatura de um formulário-tipo

d) Consultar um comité de ética

e) Realização de testes adicionais

Respostas MCQ :

1. b, 2. c, 3. b, 4. b, 5. c, 6. b, 7. a, 8. b, 9. b, 10. B

Choque em obstetrícia

Objectivos de aprendizagem :

1. Distinguir os quatro tipos de choque obstétrico (hemorrágico, anafilático, sético e cardiogénico).

2. Reconhecer os sinais clínicos e os mecanismos fisiopatológicos de cada tipo de choque.

3. Implementação da gestão terapêutica inicial dos estados de choque.

4. Organizar os cuidados com a equipa médica numa situação de emergência.

1. Introdução

O choque obstétrico é uma emergência com risco de vida que afecta tanto a mãe como o feto. Caracteriza-se por uma insuficiência circulatória aguda que priva os órgãos vitais de oxigénio e nutrientes. Uma gestão rápida e eficaz é crucial para minimizar as complicações e melhorar o prognóstico. Este curso tem como objetivo fornecer-lhe os conhecimentos necessários para identificar, compreender e gerir os diferentes tipos de choque encontrados na prática obstétrica.

2. Definições

O choque é uma síndrome clínica complexa que resulta de um desfasamento entre as necessidades de oxigénio dos tecidos e a oferta real. Esta hipoperfusão tecidular conduz a perturbações metabólicas celulares e orgânicas, que podem progredir para a falência de múltiplos órgãos e para a morte. Existem quatro tipos de choque, consoante a sua origem:

Choque hemorrágico: Causado por uma perda maciça de sangue, é a forma mais comum de hemorragia em obstetrícia e ocorre em casos de hemorragia de parto, rutura uterina, etc.

Choque anafilático: Reação alérgica súbita e generalizada, com risco de vida, provocada pela exposição a um alergénio (medicamentos, látex, etc.).

Choque sético: disfunção orgânica resultante de uma resposta inflamatória sistémica desproporcionada a uma infeção, frequentemente de origem bacteriana.

Choque cardiogénico: disfunção cardíaca aguda que impede o coração de fornecer um fluxo sanguíneo suficiente para satisfazer as necessidades do organismo.

3. Abordagem de diagnóstico

Perante um doente que apresenta sinais de choque, é essencial uma abordagem diagnóstica rigorosa e rápida:

Anamnese e exame clínico: Fazer a anamnese e descrever as circunstâncias em que ocorreu o choque, procurar sinais de choque (taquicardia, hipotensão, polipneia, oligúria, alteração da consciência) e sinais específicos de cada tipo de choque.

Monitorização hemodinâmica: Medir a pressão arterial, a frequência cardíaca, a saturação de oxigénio e a diurese para avaliar a função cardiovascular e a perfusão dos tecidos.

Exames complementares: Exames biológicos (hemograma, ionograma, lactato, etc.) e imagiológicos (ecografia, radiografia, etc.) para confirmar o diagnóstico, identificar a causa do choque e avaliar a lesão dos órgãos.

4. Etiopatogénese

Cada tipo de choque tem mecanismos fisiopatológicos específicos, mas todos convergem para a hipoperfusão tecidual:

Choque hemorrágico: A perda de sangue reduz o volume de sangue circulante, levando a uma diminuição do débito cardíaco e à hipoperfusão dos órgãos, activando mecanismos compensatórios que podem revelar-se insuficientes se a perda de sangue persistir.

Choque anafilático: A libertação maciça de mediadores vasoactivos (histamina, etc.) provoca uma vasodilatação sistémica, um aumento da permeabilidade capilar e a fuga de fluidos para os tecidos, reduzindo o volume sanguíneo efetivo e a pressão arterial.

Choque sético: A resposta inflamatória sistémica à infeção resulta em vasodilatação, aumento da permeabilidade capilar, distúrbios da coagulação e disfunção do miocárdio, levando à hipoperfusão dos tecidos e à falência de múltiplos órgãos.

Choque cardiogénico: A disfunção cardíaca reduz o débito cardíaco e a pressão arterial, comprometendo a perfusão dos órgãos e activando mecanismos compensatórios que podem revelar-se ineficazes se a função cardíaca não melhorar.

5. Choque hemorrágico

a. Definição

O choque hemorrágico, a forma mais comum de hemorragia em obstetrícia, é o resultado de uma perda de sangue aguda e significativa que pode ocorrer em várias fases da gravidez e no período pós-parto (parto, placenta prévia, descolamento prematuro da placenta, rutura uterina, gravidez ectópica, etc.).

b. Fisiopatologia

A perda de sangue reduz o volume de sangue circulante, activando mecanismos compensatórios (taquicardia, vasoconstrição periférica) para manter a pressão arterial. Se a perda de sangue persistir, estes mecanismos tornam-se insuficientes, levando a uma diminuição do débito cardíaco, hipoperfusão tecidular e acidose metabólica.

c. Exame clínico

Sinais de choque: Palidez, taquicardia, hipotensão, polipneia, oligúria, mosqueado, agitação, confusão.

Sinais específicos: Metrorragia profusa, útero hipotónico, dor abdominal.

d. O que fazer

Alertar a equipa médica e anestésica: a gestão multidisciplinar é essencial para uma resposta rápida e coordenada.

Oxigenoterapia de alto fluxo: garantir uma oxigenação óptima dos tecidos.

Acesso venoso periférico de grande calibre e enchimento vascular: restaurar o volume de sangue circulante através da administração de cristalóides e/ou colóides.

Se necessário, transfusão de sangue: para corrigir a anemia e restabelecer a capacidade de transporte de oxigénio do sangue.

Tratamento da causa da hemorragia: Identificar e tratar a origem da perda de sangue (medicamentos uterotónicos, sutura, embolização, cirurgia).

6. Choque anafilático

a. Definição

O choque anafilático é uma reação alérgica grave que se instala subitamente e pode ser fatal. Ocorre após a exposição a um alergénio, desencadeando uma libertação maciça de mediadores vasoactivos. As causas mais comuns em obstetrícia incluem medicamentos (antibióticos, anestésicos), látex, produtos sanguíneos e venenos de himenópteros.

b. Fisiopatologia

A exposição ao alergénio desencadeia a libertação maciça de histamina e de outros mediadores vasoactivos pelos mastócitos e basófilos. Estes mediadores causam vasodilatação sistémica, aumento da permeabilidade capilar, broncoespasmo e contração do músculo liso, levando a uma queda súbita da pressão arterial e hipoperfusão dos tecidos.

c. Exame clínico

Sinais de choque: Hipotensão, taquicardia, polipneia.

Sinais cutâneos: Urticária, prurido, rubor, angioedema.

Sinais respiratórios: Broncoespasmo, dispneia, estridor.

Sinais digestivos: Náuseas, vómitos, dores abdominais, diarreia.

d. O que fazer

Alertar a equipa médica e anestésica: Os cuidados imediatos são cruciais.

Parar de administrar o alergénio suspeito: Identificar e parar a exposição ao alergénio.

Oxigenoterapia de alto fluxo: Manter uma oxigenação adequada.

Adrenalina intramuscular ou intravenosa: neutraliza os efeitos dos mediadores vasoactivos e restabelece a pressão arterial.

Enchimento vascular com cristalóides: Aumenta o volume de sangue circulante e melhora a perfusão dos tecidos.

Corticosteróides e anti-histamínicos: reduzem a inflamação e os sintomas alérgicos.

7. Choque sético

a. Definição

O choque sético é uma emergência médica grave, caracterizada por uma disfunção orgânica potencialmente fatal, resultante de uma resposta inadequada do organismo à infeção. Em obstetrícia, as infecções do local cirúrgico, as infecções do trato urinário, a corioamniotite e a endometrite pós-parto são causas frequentes de choque sético.

b. Fisiopatologia

A infeção desencadeia uma resposta inflamatória sistémica excessiva, com a libertação de mediadores pró-inflamatórios (citocinas, etc.). Estes mediadores causam vasodilatação, aumento da permeabilidade capilar, distúrbios da coagulação e disfunção miocárdica, levando à hipoperfusão dos tecidos e à falência multivisceral.

c. Exame clínico

Sinais de choque: Hipotensão, taquicardia, polipneia, oligúria, alteração da consciência.

Sinais de infeção: febre, arrepios, dores abdominais, corrimento vaginal com mau cheiro.

d. O que fazer

Alertar a equipa médica e anestésica: é necessário um tratamento multidisciplinar.

Oxigenoterapia de alto fluxo: Assegurar uma oxigenação adequada dos tecidos.

Amostras bacteriológicas: para identificar o germe responsável e adaptar a terapia antibiótica.

Antibióticos intravenosos de largo espetro: tratar a infeção rapidamente.

Enchimento vascular com cristalóides: Melhorar a perfusão dos tecidos.

Tratamento da origem da infeção: drenagem do abcesso, se necessário, cirurgia.

8. Choque cardiogénico

a. Definição

O choque cardiogénico é uma emergência médica resultante de uma disfunção cardíaca aguda, que impede o coração de manter um fluxo sanguíneo adequado para satisfazer as necessidades do organismo. Em obstetrícia, pode ser causado por cardiomiopatia, embolia pulmonar, dissecção da aorta ou uma complicação da anestesia.

b. Fisiopatologia

A disfunção cardíaca leva a uma redução do débito cardíaco e da pressão arterial, comprometendo a perfusão dos órgãos. Mecanismos compensatórios, como a taquicardia e a vasoconstrição periférica, são activados, mas tornam-se insuficientes se a função cardíaca não melhorar.

c. Exame clínico

Sinais de choque: Hipotensão, taquicardia, polipneia, oligúria, alteração da consciência.

Sinais cardíacos: sopro cardíaco, ruído de galope, edema pulmonar agudo, dor torácica.

d. O que fazer

Alertar a equipa médica e anestésica: são necessários cuidados especializados.

Oxigenoterapia de alto fluxo: garantir uma oxigenação óptima dos tecidos.

Monitorização hemodinâmica: Para avaliar a função cardíaca e a perfusão dos tecidos.

Tratamento da causa da disfunção cardíaca: medicamentos inotrópicos, diuréticos, vasodilatadores, etc.

Assistência circulatória, se necessário: Considerar dispositivos de assistência circulatória em caso de insuficiência cardíaca grave.

9. Conclusão

O choque obstétrico é uma emergência potencialmente fatal que exige um reconhecimento rápido, um tratamento imediato e uma colaboração estreita entre os profissionais de saúde. As parteiras desempenham um papel crucial na deteção precoce dos sinais de choque, na aplicação das primeiras medidas terapêuticas e no alerta da equipa médica. Um bom conhecimento dos diferentes tipos de choque e da forma de os gerir é essencial para garantir a segurança da mãe e do bebé.

10. Explorar conceitos-chave em maior profundidade

Lactatos: Os níveis de lactato no sangue são um marcador importante da gravidade do choque e da hipoperfusão tecidular. Em condições de hipóxia, o metabolismo celular muda para condições anaeróbicas, aumentando a produção de lactato.

Escore SOFA: O Sequential Organ Failure Assessment (SOFA) é um escore utilizado para avaliar a falência de órgãos e a gravidade do choque sético. Tem em conta parâmetros de diferentes sistemas (respiratório, cardiovascular, hepático, renal, neurológico e hematológico) e permite monitorizar a evolução do doente.

Débito cardíaco: O débito cardíaco é o volume de sangue bombeado pelo coração por minuto. É um indicador importante da função cardíaca e da perfusão dos tecidos. Um débito cardíaco baixo pode levar à hipoperfusão de órgãos e ao choque.

Pressão arterial média (PAM): A PAM é uma medida da pressão arterial média nas artérias durante um ciclo cardíaco. É um indicador importante da perfusão dos órgãos. Uma PAM baixa pode indicar choque e hipoperfusão tecidular.

Referências :

1. James AH, Steer PJ. Obstetric Hemorrhage: A Comprehensive Guide to Evaluation and Management (Hemorragia Obstétrica: Um Guia Abrangente para Avaliação e Tratamento). 2ª ed. Wiley-Blackwell; 2012.

2. Grupo de Trabalho Conjunto sobre Parâmetros Práticos; Academia Americana de Alergia, Asma e Imunologia; Colégio Americano de Alergia, Asma e Imunologia; Conselho Conjunto de Alergia, Asma e Imunologia. Anaphylaxis: A Practice Parameter Update 2020. J Allergy Clin Immunol. 2020 Oct;146(4):823-881.

3. Evans L, Rhodes A, Alhazzani W, Antonelli M, Coopersmith CM, French C, et al. Campanha de Sobrevivência à Sépsis: Diretrizes Internacionais para a Gestão da Sépsis e Choque Séptico 2021. Crit Care Med. 2021 Oct 1;49(10):e1063-e1143.**

4. McDonagh TA, Metra M, Adamo M, Gardner RS, Baumbach A, Böhm M, et al. 2021 Orientações da ESC para o diagnóstico e tratamento da insuficiência cardíaca aguda e crónica. Eur Heart J. 2021 Nov 1;42(36):3599-3726.

Perguntas :

1. Qual é o tipo de choque mais comum em obstetrícia?

A. Choque anafilático

B. Choque cardiogénico

C. Choque hemorrágico

D. Choque sético

E. Choque neurogénico

Resposta: C.

2. Qual das seguintes afirmações sobre o choque anafilático é FALSA?

A. É desencadeada pela exposição a um alergénio.

B. Caracteriza-se por uma vasoconstrição sistémica.

C. Pode causar broncoespasmo e dificuldade respiratória.

D. A adrenalina é o tratamento de primeira linha.

E. Os corticosteróides e os anti-histamínicos são utilizados como tratamento adjuvante.

Resposta: B.

3. Qual é o principal marcador biológico de hipoperfusão tecidular no choque?

A. Hemoglobina
B. Leucócitos
C. Inserções
D. Lactatos
E. Creatinina
Resposta: D.
4. Qual das seguintes situações NÃO é um sinal clínico de choque?
A. Taquicardia
B. Bradicardia
C. Hipotensão
D. Polipneia
E. Oligúria
Resposta: B.
5. A pontuação SOFA é utilizada para avaliar :
A. A gravidade da hemorragia.
B. A gravidade da reação anafiláctica.
C. Falência de órgãos no choque sético.
D. Função cardíaca no choque cardiogénico.
E. O risco de dificuldades respiratórias.
Resposta: C.

Anestesia e Analgesia em Obstetrícia

Objectivos pedagógicos :

1. Descrever os diferentes tipos de anestesia utilizados durante o parto.

2. Explicar as potenciais consequências materno-fetais destas técnicas anestésicas.

3. Descrever as etapas envolvidas na administração de analgesia epidural para o parto.

4. Indicar os parâmetros importantes a monitorizar durante a analgesia epidural para o parto.

Parte 1: Anestesia e Analgesia no Trabalho de Parto

1. Introdução :

Uma paciente em início de trabalho de parto que sofra de algas tem o direito de receber uma técnica de analgesia moderna e eficaz, sem consequências obstétricas, maternas ou neonatais.

Para administrar a analgesia de parto ou a anestesia de parto, é necessário conhecer as alterações fisiológicas da mulher grávida e as consequências materno-fetais destas técnicas.

2. Epidemiologia :

Recentemente, tem-se registado um aumento da taxa de cesarianas. Com o aumento da utilização da anestesia espinal e o menor recurso à anestesia geral.

No caso dos partos vaginais, a analgesia de parto está atualmente generalizada (epidural em 63% dos partos).

3. Alterações fisiológicas relacionadas com a gravidez :

a. Alterações do sistema nervoso :

As necessidades de agentes anestésicos inalatórios (AAA) diminuem cerca de 30% durante a gravidez. A progesterona e as beta endorfinas, cujos níveis aumentam consideravelmente durante a gravidez, parecem estar envolvidas nestas alterações da sensibilidade aos produtos anestésicos. De facto, o limiar da dor aumenta durante a gravidez. A necessidade de anestésicos locais é também reduzida em 20-30%, não só pela redução do volume do espaço epidural devido à turgidez dos plexos venosos epidurais, mas também por um aumento da sensibilidade das fibras nervosas aos anestésicos locais. A sensibilidade das fibras nervosas periféricas aos anestésicos locais também aumenta.

b. Alterações músculo-esqueléticas :

O aumento da lordose com espaços intervertebrais estreitos pode dificultar os bloqueios axiais.

Nas mulheres grávidas, há um maior risco de extensão craniana da raquianestesia em decúbito dorsal estrito, pelo que é aconselhável colocar a doente num ligeiro desvio à esquerda para libertar o retorno venoso, com uma ligeira elevação da cabeça.

c. Alterações farmacodinâmicas :

Níveis elevados de progesterona circulante levam a um aumento da sensibilidade aos anestésicos locais (AL) durante a anestesia epidural. Por conseguinte, a concentração e os volumes devem ser reduzidos: por exemplo, bupivacaína a 0,125%.

A adição quase sistemática de morfinas lipossolúveis reduz a concentração mínima de anestésico local.

A toxicidade miocárdica da bupivacaína é maior durante a gravidez.

4. Tipos de anestesia e consequências materno-fetais :

Uma paciente em início de trabalho de parto e que sofra de dores tem o direito de receber uma técnica de analgesia moderna e eficaz, sem consequências obstétricas, maternas ou neonatais:

- Se entrar em trabalho de parto e o colo do útero estiver dilatado 4 cm => analgesia epidural (APD)

- Se o colo do útero estiver dilatado até 10 cm e a cabeça estiver encaixada => anestesia rachi (AR) fim do trabalho de parto

- Se a HTAG + via vaginal for aceite => APD

- Se a insuficiência valvular com fugas não estiver avançada + não houver contraindicação para a ARE => APD

DPAs "ligeiros": (deve ser seguido o protocolo local)

- Concentração mais baixa de bupivacaína ou ropivacaína

- A adição de uma morfina lipossolúvel (sufentanil ou fentanil) reduz a dose de anestesia local.

Com o DPA "light", houve uma redução significativa dos efeitos indesejáveis do DPA em altas doses. O DPA "light" é a melhor técnica de controlo da dor do parto, sendo tão eficaz como o DPA "high dose", não altera a duração da primeira parte do trabalho de parto e não tem efeitos deletérios no recém-nascido. Prolonga significativamente a segunda fase do trabalho de parto (em média 15 minutos), aumenta a utilização e o consumo de ocitócicos e aumenta a utilização de extracções instrumentais (não significativa nas últimas meta-análises);

Uma passagem intrarrápida :

Em caso de DPA, o aparecimento de uma hipotensão rápida e acentuada, as dificuldades respiratórias ou o aparecimento precoce de um bloqueio motor importante e, na maior parte das vezes, as anomalias da frequência cardíaca fetal (FCF) são os sinais que devem levar-nos a interromper a infusão do produto anestésico.

=> Reanimação imediata + remoção do cateter epidural + colocação de uma epidural noutro espaço com doses mais prudentes.

5. Analgesia de parto: os princípios fundamentais

a. Anestesia e analgesia peri-medular

A punção é mais frequentemente efectuada em L3-L4. A vantagem de uma punção de baixo nível (L2 a L5) é que limita o risco de trauma direto na medula espinal, uma vez que na grande maioria dos casos a medula termina em L1. A utilização de uma dose de teste está, portanto, ainda a ser discutida. A primeira injeção é mais bem tolerada do ponto de vista hemodinâmico se for realizada em decúbito lateral do que na posição sentada. O impacto da epidural é maior na posição sentada. A anestesia epidural nem sempre é possível. A primeira contraindicação é a recusa por parte da parturiente. Existem outras contra-indicações.

b. Possíveis complicações:

As complicações a temer são o risco de formação de um hematoma peri-medular compressivo (hemostase e/ou perturbações da coagulação, aspirina e medicamentos anticoagulantes) o risco de desenvolvimento de uma infeção peri-medular (infeção local ou generalizada) e o risco de repercussões hemodinâmicas potencialmente importantes e deletérias ligadas à vasoplegia induzida pela epidural (hemorragia e/ou hipovolémia não controlada, patologia cardíaca grave), bem como outros riscos, como certas patologias neurológicas específicas e, sobretudo, cefaleias pós-violação da dura-máter.

c. Contra-indicações:

A ALR perimedular está contra-indicada se :

- Recusa do doente;
- Anomalias da hemostase e/ou da coagulação ;
- Infecções sistémicas ou localizadas (lombares) ;
- Patologias neurológicas específicas;
- Estado hemodinâmico instável ;
- Hemorragia materna grave ;
- Doença valvular muito grave (estenose aórtica calcificada)

d. Controlo :

O controlo clínico deve garantir a segurança materna e fetal.

É essencial monitorizar a PA de 5 em 5 minutos durante 30 minutos após a injeção do produto, e monitorizar continuamente a FCF.

Em segundo lugar, é importante garantir que a analgesia é eficaz, procurando o desaparecimento da dor associada às contracções, mesmo com a dose mais pequena de anestésico local, e verificar a presença de um bloqueio sensorial adequado, testando a sensação de calor e/ou formigueiro em ambos os pés, a vasodilatação das veias dos pés e verificando o nível do bloqueio sensorial para garantir que este regressa a D10 durante a fase de dilatação (quente/frio, picada/toque).

e. Consulta pré-anestésica :

A consulta anestésica com um controlo biológico (no final da gravidez) para despistar estas possíveis contra-indicações, para organizar com a equipa obstétrica a gestão do tratamento antiagregante ou anticoagulante (janela terapêutica para as heparinas de baixo peso molecular [HBPM] e para oferecer às doentes alternativas à APD), para suspender a HBPM pelo menos 12 horas antes da APD em caso de tratamento profilático e pelo menos 24 horas se o tratamento for curativo e para suspender a calciparina pelo menos 8 horas antes da APD em caso de tratamento curativo.

f. Anestesia no final do trabalho de parto

Se não houver contra-indicações e se as condições locais forem favoráveis à aceitação imediata da via vaginal, optamos por uma RA: Bupivacaína hiperbárica 5 mg + sufenta 2,5µg.

g. Analgesia parentérica

Toda a morfina administrada por via parentérica atravessa a barreira placentária e é suscetível de modificar a variabilidade da FCF. A petidina está atualmente a ser abandonada. O remifentanil pode ter um lugar em situações raras, mas cuidado com a angústia respiratória no recém-nascido.

6. Conclusão

Tal como acontece com todas as anestesias, é necessária uma consulta pré-anestésica com uma avaliação específica e verificação das contra-indicações para a ARE para analgesia epidural ou anestesia de fim de trabalho.

É aconselhável reduzir a concentração do anestésico local e adicionar uma morfina lipossolúvel, e monitorizar cuidadosamente a tolerância e a eficácia do procedimento.

Parte 2: Anestesia para cesariana

1. Introdução :

Para garantir um parto por cesariana sem intercorrências, é necessário estar plenamente consciente das alterações fisiológicas associadas à gravidez, preparar a mulher para a operação e a anestesia, escolher a técnica anestésica correta e aplicar um protocolo de reabilitação precoce.

2. Consulta pré-anestésica para mulheres grávidas :

Para preparar a parturiente para a anestesia periparto, a consulta de anestesia deve ser marcada com antecedência, para a avaliar hemodinamicamente, respiratoriamente, hematologicamente e hormonalmente, especialmente tendo em conta as alterações fisiológicas associadas à gravidez que devem ser tidas em conta, para pedir um exame mínimo (SG, hemograma) e para pedir outros exames específicos de forma orientada.

Em suma, é necessário procurar as patologias associadas à gravidez (HTAG, diabetes gestacional...) e estabilizar as doenças crónicas e gerir os tratamentos.

3. Grau de urgência das diferentes indicações para cesariana :

A cesariana está indicada em situações de emergência extrema, no prazo de 5 minutos, se houver prolapso do cordão umbilical, hematoma retroplacentário, bradicardia fetal permanente ou paragem cardio-respiratória materna.

As indicações de urgência que duram 10 a 15 minutos são: ritmo cardiofetal patológico, trabalho de parto obstruído, placenta hemorrágica anormalmente inserida, desunião cicatricial ou agravamento de uma patologia materna.

As indicações para um atraso de emergência de 20 a 30 minutos são: distócia cervical, não progressão do trabalho de parto, ritmo cardiofetal patológico, anomalia não hemorrágica da inserção da placenta ou patologia materna e/ou fetal com o trabalho de parto em curso.

4. Escolha da técnica anestésica para a cesariana :

As mulheres grávidas de termo correm o risco de uma intubação difícil e considera-se também que têm o estômago cheio. A técnica anestésica de eleição para as grávidas é, por conseguinte, a anestesia raquidiana.

No entanto, se houver uma contraindicação para a raquianestesia ou em caso de cesariana de emergência, a anestesia geral é a solução, com precauções para controlar as vias aéreas e manter a hemodinâmica.

Se já tiver sido inserido um cateter epidural, a técnica adequada é prolongar a anestesia através do cateter.

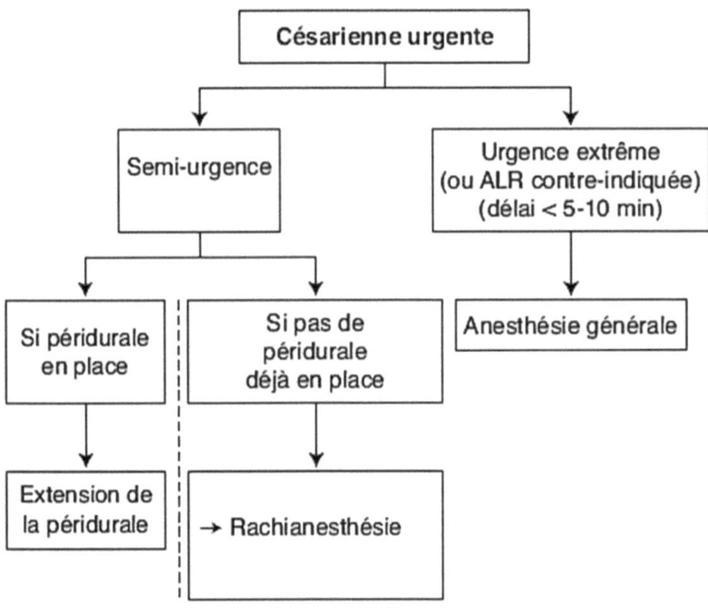

Figura: Escolha da técnica anestésica de acordo com o grau de urgência da cesariana

(https://sofia.medicalistes.fr/spip/IMG/pdf/anesthesie_pour_cesarienne.pdf)

Type d'anesthésie	Avantages	Risques ou Inconvénients
Anesthésie générale (AG)	Perte de conscience Contrôle de la ventilation Contrôle hémodynamique Levée d'analgésie progressive Rapidité d'installation Protection cérébrale du nouveau-né	Difficulté d'intubation Inhalation de liquide gastrique Allergies Complications de la ventilation Analgésie postopératoire systémique Nouveau-né endormi Inhalation amniotique Pic hypertensif à l'intubation
Anesthésie locorégionale (ALR)	Pas de perte de conscience Accueil de l'enfant Pas d'intubation Analgésie postopératoire Sécurité du réveil Éveil de l'enfant nouveau-né	Délai d'installation variable Difficulté technique du geste Levée d'analgésie brutale Hypotension Complications infectieuses Complications neurologiques

Quadro: Vantagens e desvantagens das técnicas anestésicas em função da indicação para cesariana

a. Anestesia espinal :

Contra-indicações:

A ALR peri-medular está contra-indicada se :

- Recusa do doente;
- Anomalias da hemostase e/ou da coagulação ;
- Infecções sistémicas ou localizadas (lombares) ;
- Patologias neurológicas específicas;
- Estado hemodinâmico instável ;

- Hemorragia materna grave ;
- Doença valvular muito grave (estenose aórtica calcificada)

Protocolo :

Isto envolve a mistura de Bupivacaína hiperbárica 10 mg com Sufentanil 5µg e Morfina intratecal 100µg, utilizando uma agulha de ponta de lápis 25 G, visando o espaço L3-L4, para atingir um nível sensorial abaixo de D4 e uma pontuação de Bromage abaixo de M2.

Complicações :

As complicações a temer são o risco de formação de um hematoma peri-medular compressivo (hemostase e/ou perturbações da coagulação, aspirina e medicamentos anticoagulantes) o risco de desenvolvimento de uma infeção peri-medular (infeção local ou generalizada) e o risco de repercussões hemodinâmicas potencialmente importantes e deletérias ligadas à vasoplegia induzida pela epidural (hemorragia e/ou hipovolémia não controlada, patologia cardíaca grave), bem como outros riscos, como certas patologias neurológicas específicas e, sobretudo, cefaleias pós-violação da dura-máter.

Em caso de rutura da dura-máter, surgem dores de cabeça que se agravam com a posição de pé, acalmadas com o decúbito, analgésicos, hidratação e café. A prevenção consiste numa única injeção com uma agulha de ponta de lápis de calibre 25. O tratamento consiste em hiper-hidratação, analgésicos e café. Se não houver melhoria, é necessário um penso de sangue.

b. Anestesia geral :

As indicações para anestesia geral em mulheres grávidas estão a tornar-se cada vez mais limitadas, porque o risco de intubação difícil e o risco de inalação (durante a indução ou extubação) é maior nesta população, a partir das 16 semanas de gestação, e especialmente à medida que a mulher se aproxima do termo e entra em trabalho de parto.

Esta anestesia geral deve ser administrada após a preparação da bandeja de intubação difícil, que é uma fonte de aspiração de muco funcional. No contexto de uma cesariana, a indução só deve ser efectuada se todo o material cirúrgico estiver pronto e se o obstetra também estiver pronto, de bisturi na mão. Os fármacos morfínicos de ação prolongada (fentanil, sufentanil, etc.) devem ser administrados após a extração do feto para evitar a passagem transplacentária e uma eventual angústia respiratória neonatal.

A indução deve ser rápida. Deve ser precedida de pré-oxigenação (8 capacidades vitais em O2 10l/minutos), depois iniciada pela administração de propofol seguida de succinilcolina e, ao fim de 60 segundos, é efectuada a intubação orotraqueal.

A administração de morfina durante a indução só está indicada em mulheres grávidas se houver antecedentes de hipertensão gravídica com hipertensão arterial ou antecedentes de valvulopatia. Nestes casos, deve preferir-se o remifentanil, uma vez que tem uma curta duração de ação e está, por isso, associado a um menor risco de dificuldade respiratória neonatal.

c. Acompanhamento pós-parto e reabilitação pós-cesariana:

No período pós-parto, o controlo rigoroso dos parâmetros seguintes (tensão arterial, pulso, globo uterino e aparecimento de hemorragias) permite evitar 60% dos casos de hemorragia pós-parto (HPP), sobretudo na presença de factores de risco de HPP.

O passo seguinte é assegurar a ingestão de líquidos até que os sólidos possam ser ingeridos por via oral, manter o cateter vesical até às 8 horas de pós-operatório, assegurar uma analgesia multimodal adequada (paracetamol, AINE, morfina), assegurar a anticoagulação preventiva com meias antitrombóticas e encorajar a mãe a levantar-se cedo e a andar de um lado para o outro para evitar complicações associadas ao decúbito prolongado.

Referências:

1. Chestnut's Obstetric Anaesthesia: Principles and Practice (6th ed.) - Um livro abrangente que cobre todos os aspectos da anestesia obstétrica.

2. Practice Guidelines for Obstetric Anesthesia - Um relatório atualizado da American Society of Anesthesiologists e da Society for Obstetric Anesthesia and Perinatology, fornecendo recomendações clínicas baseadas em evidências.

3. UpToDate - Um recurso online atualizado regularmente que oferece informações abrangentes e baseadas em provas sobre uma variedade de tópicos médicos, incluindo a anestesia obstétrica.

4. Bengayed k, Khalifa C, Maghrebi H. Post-Caesarean Rehabilitation: Evaluation Of Practices [Reabilitação pós-cesariana: avaliação de práticas]. (2024) Journal of Health and Rehabilitation Research, 4(1), 1214-1218. https://doi.org/10.61919/jhrr.v4i1.439

Efeitos dos medicamentos anestésicos nas mulheres grávidas

Objectivos pedagógicos :

1. Explicar as principais alterações fisiológicas induzidas pela gravidez.

2. Identificar as implicações destas alterações na farmacocinética e farmacodinâmica dos fármacos anestésicos.

1. Introdução

A gravidez é um estado fisiológico único que gera numerosas adaptações fisiológicas na mulher. Estas adaptações são concebidas para apoiar o desenvolvimento do feto e preparar o corpo da mãe para o parto. No entanto, também modificam a resposta da mulher grávida aos fármacos anestésicos, o que exige uma compreensão e adaptação exaustivas das técnicas anestésicas para garantir a segurança da mãe e do feto.

2. Alterações hemodinâmicas e implicações anestésicas

A gravidez induz alterações hemodinâmicas significativas, incluindo um aumento de 30-50% do débito cardíaco, um aumento de 40-45% do volume sanguíneo e uma diminuição da resistência vascular sistémica. Estas alterações tornam as mulheres grávidas mais sensíveis aos efeitos hipotensores dos anestésicos, aumentando o risco de complicações maternas e fetais.

A compressão da veia cava inferior pelo útero grávido, particularmente na posição supina, pode levar a uma síndrome de caverna. Esta síndrome caracteriza-se por hipotensão materna, redução do retorno venoso ao coração e hipoxia fetal.

Implicações:

Monitorização rigorosa da pressão arterial: Permite uma avaliação exacta da pressão arterial e a deteção precoce de hipotensão potencial, em especial em doentes com risco de síndrome das cavernas.

Hidratação adequada: A expansão preventiva do volume ajuda a compensar a vasodilatação e a manter uma pressão arterial adequada.

Utilização de vasopressores: Podem ser necessários vasopressores, como a fenilefrina, para manter a pressão arterial e a perfusão uteroplacentária.

Posição de decúbito lateral esquerdo: Esta posição alivia a compressão da veia cava inferior, melhora o retorno venoso e previne a síndrome cava.

3. Alterações respiratórias e implicações anestésicas

O aumento do consumo de oxigénio, a produção de CO2 e a redução da capacidade residual funcional tornam as mulheres grávidas mais susceptíveis à hipóxia e à hipercapnia. O edema da mucosa das vias aéreas, combinado com o aumento da vascularização, pode dificultar a intubação traqueal.

Implicações:

Oxigenação pré-oxigenação: a administração de oxigénio a 100% antes da indução anestésica aumenta a reserva de oxigénio e prolonga o tempo de apneia com toda a segurança.

Monitorização rigorosa da saturação de oxigénio: permite a deteção precoce da hipoxemia e uma intervenção rápida.

Antecipação de uma intubação difícil: preparação de um plano de intubação alternativo e utilização de instrumentos adequados.

Prevenção da aspiração do conteúdo gástrico: O esvaziamento gástrico é mais lento durante a gravidez, aumentando o risco de aspiração. As medidas profilácticas, como a administração de antiácidos e antieméticos, são essenciais.

4. Alterações hematológicas e implicações anestésicas

A hipercoagulabilidade fisiológica da gravidez, combinada com a compressão das veias pélvicas pelo útero grávido, aumenta o risco de trombose venosa profunda e embolia pulmonar. A anemia fisiológica da gravidez, devida a um aumento desproporcionado do volume plasmático em relação à massa de glóbulos vermelhos, pode exigir uma atenção especial.

Implicações:

Profilaxia antitrombótica: Podem ser prescritas meias de compressão e/ou heparina de baixo peso molecular para doentes com risco de tromboembolismo venoso.

Transfusão de sangue: Se a anemia for grave, pode ser necessária uma transfusão de sangue para otimizar o transporte de oxigénio.

5. Outras alterações fisiológicas e implicações anestésicas

A gravidez também altera o metabolismo hepático e a depuração renal, influenciando a farmacocinética dos fármacos. O deslocamento do diafragma para cima reduz a capacidade pulmonar e o relaxamento dos ligamentos aumenta o risco de trauma articular durante a manipulação.

3. Explorar conceitos-chave em maior profundidade

Farmacocinética e farmacodinâmica: A gravidez altera a absorção, a distribuição, o metabolismo e a eliminação dos medicamentos. A compreensão destas alterações permite adaptar as doses e os horários de administração para obter os efeitos desejados, minimizando os riscos para a mãe e o feto.

Passagem transplacentária de medicamentos: Os medicamentos administrados à mãe podem atravessar a placenta e chegar ao feto, afectando potencialmente o seu desenvolvimento e saúde. A escolha dos medicamentos deve ter em conta o seu potencial de passagem transplacentária e os seus efeitos no feto.

Técnicas de anestesia: A anestesia geral, a anestesia loco-regional (epidural, raquianestesia) e a analgesia obstétrica são as principais técnicas utilizadas em obstetrícia. A escolha da técnica depende da operação a efetuar, das preferências da paciente, da sua história clínica e da saúde do feto.

4. Conclusão

A anestesia de mulheres grávidas requer uma abordagem individualizada e conhecimentos específicos. A compreensão das alterações fisiológicas, o conhecimento das implicações farmacocinéticas e farmacodinâmicas e o domínio das técnicas anestésicas adequadas são essenciais para assegurar cuidados óptimos e garantir a segurança da mãe e do feto.

Referências

1. Chestnut, D. H., Wong, C. A., Tsen, L. C., Kee, W. D., Beilin, Y., Mhyre, J. M., Polley, L. S. (2014). Anestesia Obstétrica de Chestnut: Princípios e Prática. Elsevier Ciências da Saúde.

2. Datta, S. (2015). Anestesia para cesariana. Springer.

3. Hawkins, J. L., Koonin, L. M., Palmer, S. K., & Gibbs, C. P. (2011). Mortes relacionadas à anestesia durante o parto obstétrico nos Estados Unidos, 1979-2002. Anesthesiology, 115(1), 27-34.

4. Lyons, G., & Macdonald, R. (2009). Physiology in childbearing with anatomy and related biosciences (Fisiologia na gravidez com anatomia e biociências relacionadas). Elsevier Health Sciences.

Perguntas

1. Explicar por que razão as mulheres grávidas são mais sensíveis aos efeitos hipotensores dos anestésicos.

Resposta: As mulheres grávidas têm uma resistência vascular sistémica reduzida e um débito cardíaco aumentado, o que as torna mais susceptíveis aos efeitos hipotensores dos anestésicos.

2. Descrever as principais medidas de prevenção da síndrome das cavernas em grávidas submetidas a anestesia.

Resposta: As medidas de prevenção da síndrome cava incluem o posicionamento do doente em decúbito lateral esquerdo, hidratação adequada e utilização de vasopressores.

3. Qual o impacto da gravidez na farmacocinética dos medicamentos?

Resposta: A gravidez altera a absorção, a distribuição, o metabolismo e a eliminação dos medicamentos, o que pode implicar a necessidade de adaptar as doses e os horários de administração.

Reanimação do recém-nascido na sala de partos

Objectivos teóricos :

1. Explicar a fisiologia respiratória fetal
2. Descrever a circulação sanguínea fetal e neonatal
3. Descrever a lista de equipamentos para a reanimação de recém-nascidos na sala de partos.
4. Descrever os princípios da reanimação neonatal

1. Introdução :

Entre os recém-nascidos, 10% necessitam de assistência na sala de partos, 3% necessitam de ventilação com pressão positiva e 0,1% necessitam de reanimação intensiva com compressões torácicas e adrenalina para completar a sua transição para a vida fora do útero.

A prioridade deve ser dada à reanimação respiratória e a normotermia deve ser mantida entre 36,5°C e 37,5°C durante a reanimação, independentemente do termo.

Houve algumas pequenas diferenças entre as recomendações americanas e europeias relativamente à duração do atraso na clampagem do cordão umbilical (30 segundos ou 1 minuto), ao número de ventilações iniciais e à via de emergência.

Os princípios da reanimação neonatal baseiam-se nas alterações fisiológicas que ocorrem durante a transição da vida intra-uterina para a vida extra-uterina.

Se existirem factores de risco, deve ser considerada a transferência in utero.

Há que sublinhar o valor das técnicas de ensino baseadas na simulação.

2. Lembrete fisiológico :

a. Durante a vida intra-uterina :

As trocas entre o feto e a mãe efectuam-se por difusão. A hemoglobina fetal HbF é muito sensível ao oxigénio (O2) e o nível de hemoglobina é de 17 g/100 ml no final da gravidez. O pulmão fetal não tem função respiratória. A resistência pulmonar é elevada. Os pneumócitos estão imersos no líquido alveolar.

Durante a vida intra-uterina :

A veia umbilical (VO) traz da placenta sangue enriquecido com nutrientes e O2.

A saturação de O2 é de cerca de 80%. O sangue oxigenado da placenta chega à VCI através do ducto de Arantius e depois ao DO.

Este último recebe também o retorno venoso da SCV.

No feto, as duas circulações estão em paralelo e as pressões nas cavidades direitas são elevadas.

Existem 3 shunts entre os 2 circuitos:

- O canal Arantius (entre o VO e o VCI)
- O forame oval (FO) entre os 2 átrios. 40% do sangue oxigenado da placenta passa do OD para o OG e depois para o VE e para a aorta. 60% do sangue oxigenado passa para o VD e para a artéria pulmonar,
- O ducto arterioso, ao nível do istmo aórtico, permite que o sangue da AP comunique com o sangue da aorta proveniente do VE.

A abertura do canal arterial está sempre localizada a jusante do início do tronco braquiocefálico, o que permite determinar o território de vascularização supraductal (artérias coronárias, cérebro, membro superior direito).

É por isso que, nos primeiros minutos de vida, insistimos na medição da saturação de O2 por oximetria pulsada na mão direita.

Uma parte do sangue da aorta descendente regressa à placenta através das duas artérias umbilicais.

A saturação de O2 situa-se entre 50 e 60%.

b. Circulação transitória

No momento do nascimento: o início da respiração e o clampeamento do cordão umbilical (o clampeamento deve ser atrasado pelo menos 30 segundos a 1 minuto) modificam os shunts, levando gradualmente à circulação pós-natal definitiva.

Os primeiros gritos e uma respiração eficiente ajudam a criar uma capacidade residual funcional (CRF). O O2 do ar ambiente chega aos alvéolos. A CRF aumenta durante os primeiros ciclos respiratórios em paralelo com a reabsorção do líquido alveolar (ativação das bombas de sódio pelas catecolaminas endógenas no início do trabalho de parto).

Inicialmente, a complacência é baixa e é necessário um esforço respiratório significativo (pressões elevadas ou tempo inspiratório prolongado), antes de a respiração se tornar fácil.

O surfactante forma uma película tensioactiva na superfície dos alvéolos e estabiliza o CRF.

São libertados mediadores: o óxido nítrico endógeno (NO) e a póstaglandina PGE2. A resistência vascular pulmonar diminui e o fluxo sanguíneo pulmonar aumenta.

A circulação pulmonar funcional induz um aumento do retorno venoso pulmonar e, por conseguinte, um aumento da pressão no OG.

A pressão no OG torna-se maior do que no OD, e o forame oval fecha-se.

A clampagem do cordão umbilical aumenta a resistência vascular sistémica. Realizado após os primeiros ciclos respiratórios, permite uma melhor adaptação às variações iniciais do volume ventricular.

As pressões aumentam nas cavidades esquerdas e diminuem nas cavidades direitas. O resultado é uma circulação pós-natal em série com alta pressão sistémica e baixa pressão pulmonar. Cada ventrículo vai diferenciar-se com um aumento da massa contrátil do VE (multiplicada por 3 durante as 3 primeiras semanas de vida).

O ducto arterioso é desviado bidireccionalmente:

- shunt esquerdo-direito (AO para AP) com sangue cada vez mais oxigenado que leva ao encerramento funcional por vasoconstrição progressiva e depois ao encerramento anatómico
- shunt direita-esquerda de sangue dessaturado, que diminui à medida que o gradiente de pressão AO/AP aumenta.

O sangue pré-ductal não é contaminado por este shunt D-G. É por isso que o sensor de oximetria pulsada (SpO2) do lado direito reflecte a oxigenação do sangue que vasculariza o cérebro.

Num recém-nascido que se adapta normalmente ao ar, os valores de SpO2 seguem a curva de Dawson, aumentando de 60% no primeiro minuto de vida para 90% aos 10 minutos.

O desencadear de uma respiração eficiente é a chave para uma adaptação bem sucedida à vida fora do útero.

3. Equipamento na sala de partos :

Para evitar perdas de tempo desnecessárias, o equipamento está sempre operacional e é verificado antes de cada parto.

A temperatura ambiente recomendada é de pelo menos 25°C, e de 26°C no caso de um parto prematuro previsto com menos de 32 semanas de gestação.

A mesa de reanimação com cronómetro é verificada: sucção regulada entre 100 e 150 cm H2O, 6 a 12 sondas de sucção, sonda térmica, monitor multiparamétrico (FC, SpO2, PA), misturador de ar/O2, insuflador manual com controlo de pressão, peça em T na melhor das hipóteses.

Se não existir uma peça em T, o balão auto-insuflável para recém-nascidos de termo ou de termo próximo tem um volume de 450-500 ml.

A frequência da ventilação é de 40-50/min com um ritmo de 3 tempos:

Res (insuflação)----pi----rer

O equipamento de intubação deve ser verificado.

Intubação traqueal :

- A ventilação com máscara é ineficaz ou prolongada

o Quando são efectuadas compressões torácicas, a fim de otimizar a ventilação

o Imediatamente em caso de hérnia diafragmática

Em caso de ventilação por máscara ou após intubação, é introduzido um tubo gástrico de calibre 6 nos bebés prematuros ou um tubo de calibre 8 nos bebés de termo, para esvaziar o ar do estômago e permitir uma melhor amplificação torácica.

Os fármacos utilizados para a reanimação são a adrenalina diluída a 1:10, administrada de preferência por via venosa, através de um cateter venoso umbilical, em vez da via intra-traqueal, que ainda é possível.

9 ‰ de soro fisiológico como solução de enchimento e soluções de glucose.

É necessário medir os níveis de glucose no sangue e efetuar análises aos gases sanguíneos, à hemoglobina e ao lactato.

Devem ser cumpridos os seguintes requisitos:

- Velocidade e coordenação sem pressa (fases A-B-C-D por ordem)

- Normotermia entre 36,5°C e 37,5°C

- Assepsia (solução hidroalcoólica, luvas, bata, touca e máscara em caso de procedimentos invasivos)

Os dois principais critérios de avaliação são:

o Respiração

o Frequência cardíaca melhor avaliada por ECG

A monitorização por ECG está indicada desde 2015. A oximetria de pulso subestima a frequência cardíaca nos primeiros minutos de vida durante a circulação transitória.

O índice de Apgar já não conduz à reanimação.

Reconstituído após a reanimação, é utilizado para avaliar a velocidade de recuperação e tem valor prognóstico.

A reanimação é orientada pela frequência cardíaca e pela sua evolução.

A oxigenação é avaliada pela SpO2 pré-ductal.

As duas primeiras pessoas responsáveis.

A (via aérea) :

- Cronómetro

- Secar e estimular o bebé,

- Assegurar a desobstrução das vias respiratórias: posição neutra do recém-nascido, desobstruir as vias respiratórias (2/3 anteriores à boca e a 0,5 a 1 cm da entrada das narinas sem atravessar as coanas) se necessário, com um vácuo de 100 a 150 cmH2O.

- Uma aspiração demasiado profunda provoca bradicardia vagal nos primeiros dez minutos.

- A tampa do compartimento do motor é colocada ao mesmo tempo.

- O bebé prematuro < 32 SA durante a fase A é embrulhado num saco de polietileno sem o secar.

B (respiração) :

- Se a FC < 100/min: a ventilação com pressão positiva é iniciada antes do final do 1º minuto, independentemente do aspeto do líquido.

- Utilizar uma máscara e um balão ou, melhor ainda, uma peça em T, tal como descrito na secção do equipamento.

- A única contraindicação é a hérnia diafragmática, que exige a intubação desde o início.

- Avaliar a eficiência da ventilação após 30 segundos.

Se a frequência cardíaca não aumentar e o tórax não se elevar, verificar :

- o F: Fugas? "verificar o equipamento, reposicionar a máscara
- o O: Obstrução? "Aspiração, abertura da boca; no caso de líquido meconial, traqueo-aspiração.

o P: Pressão insuficiente? "As pressões estão aumentadas (doença respiratória subjacente).

o A frequência é de 40 a 60 c/min.

- As pressões de insuflação são de 20 a 25 cmH2O num bebé de termo e de 15 a 20 cmH2O num bebé prematuro, a serem adaptadas de acordo com a elevação do tórax.

- A PEEP é de 4 a 5 cmH2O para recém-nascidos de termo e de 5-6 cmH2O para bebés prematuros.

- A FiO2 é iniciada a 21% (vantagem do misturador) e depois de acordo com a SpO2 supraductal.

- Os operadores observam o tórax, a agulha de pressão e o monitor (ECG, SpO2).

- Se a FC > 100 b/min após 30 segundos de ventilação, adaptamo-nos ao recomeço da ventilação espontânea.

- A tentativa de entubação deve ser limitada a 20-30 segundos. Se isto falhar, a criança é levada de volta por máscara e o oxigénio é titulado.

C: para assegurar um mínimo de circulação eficaz.

- Avaliar a frequência cardíaca após 30 segundos de ventilação efectiva.

- Se a ventilação inicial for ineficaz, após a correção do PFO, o doente é reiniciado com 30 segundos de ventilação.

- Se FC < 60 b/min: iniciar TCs alternando com ventilação: 3 TCs para ventilação (120/min).

(As TAC: ao embalar o tórax, os 2 polegares encontram-se no 1/3 inferior do esterno, 1 cm abaixo da linha do mamilo. Esta técnica foi considerada preferível à técnica dos 2 dedos).

- Assim que a TC for utilizada, aumentar a FiO2 para 100%.

- A intubação pode otimizar a ventilação se não tiver sido realizada previamente.

- Assim que é necessário um CT, é chamada uma 3ª pessoa.

D (drogas) = medicamentos :

Após 30 segundos de TC, avaliamos se a FC é:

•60/min, os TCs são interrompidos e a ventilação continua.

•< 60/min, está indicada a administração de adrenalina, de preferência IV via KTVO, na dose de 10 a 30 µg/kg.

É necessária uma 4ª pessoa para ajudar a instalar o KTVO.

Se a reanimação for ineficaz, devemos sempre considerar :

- Mal posicionamento ou deslocação do tubo traqueal
- Hipovolémia
- Pneumotórax
- Uma malformação pulmonar
- Hérnia diafragmática
- Doença cardíaca

E: significa ambiente e família.

- Qualquer reanimação de um recém-nascido é motivo de ansiedade para os pais.
- Dê-lhes informações claras e factuais.
- Aconselhamo-lo a ter cuidado.
- Se a criança for transferida, transmitir as informações dadas aos pais à equipa de transporte e ao serviço de acolhimento.

Incentivar o contacto entre as crianças e os pais (toque, fotografias, etc.)

Quando é que se deve parar a reanimação? :

- Parar a reanimação num RN ainda sem vida (sem pulso, sem movimentos respiratórios) após 10 minutos de esforços de reanimação contínuos e adaptados.
- No caso de uma FC < 60/min ao nascimento e que se mantém após 10 a 15 minutos de reanimação contínua e bem efectuada, não existem

provas suficientes de resultados para orientar a decisão de interromper ou continuar a reanimação.

- As práticas ficam ao critério de cada país.

- No entanto, devemos ter em conta: a causa da paragem cardiorrespiratória, a idade gestacional, a gravidade de qualquer malformação, a possibilidade de reversibilidade da situação, o grau de morbilidade e as sequelas acordadas pelos pais durante a entrevista pré-natal ou pós-natal imediata.

- Na maioria dos casos, o recém-nascido é internado em estado grave na unidade de cuidados intensivos neonatais, onde o seu caso é discutido por toda a equipa.

4. Cuidados pós-reanimação :

O NN é revisto na sua totalidade, com reavaliação e estabilização contínua das principais funções vitais.

A pontuação de Apgar é reconstruída.

Se o RN tiver recuperado a autonomia respiratória, procuramos sinais de dificuldade respiratória: polipneia, pontuação Silvermann.

Em caso de oxigenação insuficiente e/ou sinais de dificuldade respiratória, o CPAP é aplicado com uma peça em T, seguido de uma interface de VNI no ventilador, com FiO2 titulada de acordo com os valores de SpO2.

Se o RN for dependente da ventilação por máscara, procede-se à intubação.

O local de acolhimento do recém-nascido dependerá da sua recuperação e do tipo de maternidade.

É elaborado um registo preciso da reanimação, incluindo os tempos.

Nascimento em líquido meconial :

Se a criança nascida com líquido meconial estiver a adaptar-se bem, apenas é realizada uma desobstrução das VAS.

É efectuada uma monitorização respiratória rigorosa (clínica, SpO2) e uma monitorização neurológica.

As recomendações apenas preconizam a antecipação, com a presença de uma pessoa competente na intubação de RN.

5. Conclusão:

-A reanimação NNN segue um algoritmo preciso A-B-C-D-E.

-A ventilação é essencial.

O clampeamento tardio do cordão umbilical, as técnicas de vigilância, a importância da manutenção da normotermia durante a reanimação, os efeitos adversos da hiperóxia, o fim da aspiração intra-traqueal em caso de nascimento com mecónio, exceto em caso de obstáculo, o fim da intubação profilática dos prematuros extremos, a hipotermia terapêutica em caso de encefalopatia hipóxico-isquémica.

-São necessárias sessões repetidas de procedimentos, de simulação e de formação de equipas para o pessoal da sala de partos.

6. Referências

Reanimação do recém-nascido na sala de partos; Conferência Essentiel© 2017, Sfar, Paris

MCQS :

Pergunta 1: Que percentagem de recém-nascidos necessita de assistência respiratória na sala de partos?

a) 1%

b) 3%

c) 10%

d) 20%

e) 50%

Questão 2: Qual é o principal papel do surfactante pulmonar?

a) Aumento da resistência vascular pulmonar

b) Redução da complacência pulmonar

c) Estabilização da capacidade residual funcional

d) Facilitar a passagem do sangue do OD para o OG

e) Permitir o fecho do canal arterial

Pergunta 3: Onde deve ser colocado o sensor de oximetria de pulso para refletir a oxigenação do sangue cerebral?

a) Pé direito

b) Mão esquerda

c) Mão direita

d) Orelha direita

e) Orelha esquerda

Pergunta 4: Quando devem ser iniciadas as compressões torácicas?

a) FC < 100/min

b) FC < 80/min

c) FC < 60/min

d) SpO2 < 80

e) SpO2 <70

Pergunta 5: Qual é a principal via de administração da adrenalina?

a) Intraósseo

b) Intramuscular

c) Intra-traqueal

d) Subcutânea

e) Venosa

Pergunta 6: Qual é a principal indicação para a intubação imediata em recém-nascidos?

a) Líquido meconial

b) Prematuridade

c) Hérnia diafragmática

d) Bradicardia

e) Hipotonia

Pergunta 7: Quando é que a reanimação deve ser interrompida?

a) FC < 60/min após 5 minutos de reanimação

b) Ausência de respiração espontânea após 5 minutos de ventilação

c) SpO2 < 80% após 10 minutos de oxigenoterapia

d) Ausência de pulso e respiração após 10 minutos de reanimação

e) Hipotonia persistente após 15 minutos de reanimação

Pergunta 8: Qual é o benefício do clampeamento tardio do cordão umbilical?

a) Promover o fecho do canal arterial

b) Para permitir uma melhor adaptação às variações iniciais do volume ventricular

c) Aumento da complacência pulmonar

d) Redução da resistência vascular pulmonar

e) Facilitar a reabsorção do líquido alveolar

Pergunta 9: O que orienta a reanimação neonatal?

a) Pontuação de Apgar

b) SpO2 pré-ductal

c) Frequência cardíaca

d) Frequência respiratória

e) Tensão arterial

Respostas:

1-c ; 2-c ; 3-a ; 4-c ; 5-e ; 6-c ; 7-d ; 8-b ; 9-c

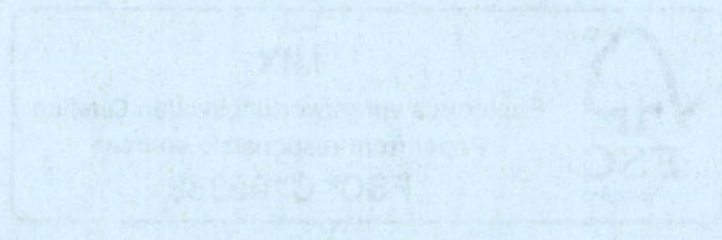

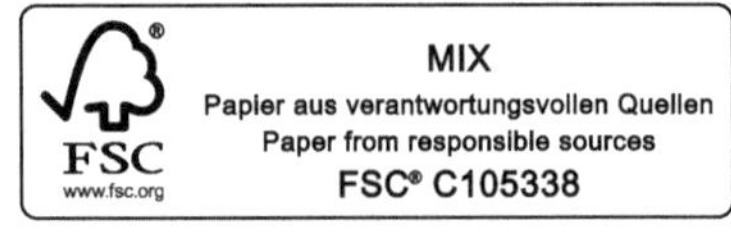

Printed by Books on Demand GmbH, Norderstedt / Germany